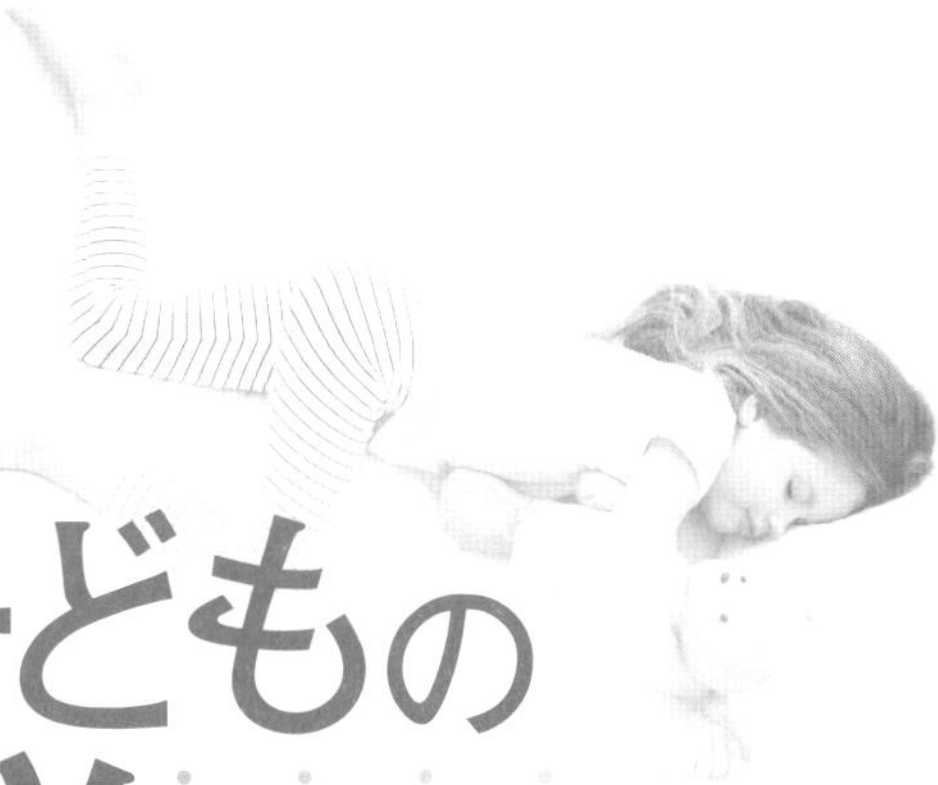

子どもの脳をつくる最高の睡眠

勉強、運動のできる子は、鼻呼吸をしている

医学博士 太田総合病院記念研究所
太田睡眠科学センター所長
千葉伸太郎 Chiba Shintaro

PHP研究所

プロローグ
子どもの将来は「眠り(ねむ)の充実度」で変わる！

あなたは「脳を創る眠り」ができている？

あなたは、お子さんの眠りの状態を把握(はあく)できていますか？

「寝る子は育つ」ということわざがありますが、近年さまざまな睡眠研究によって、「よく寝る」ことは、成長にとって本当に大切であることが、科学的にもわかってきました。

「よく寝る」といっても、ただ睡眠時間が長ければいいというものではありません。

睡眠には、心身の休息という働きのほかにも、大事な機能があります。そのひとつが、**「脳を創り、発達や成長を促進する」という働き**です。

成長期にある子どもにとって、脳が健(すこ)やかに創り上げられていくためには、「よい眠り」がとても重要なのです。

人間は、脳が未発達な状態で生まれてきます。
人間の脳が完全にでき上がるのは、カラダが成人として完成する20歳前後よりもさらに後の25歳くらいです。以前は、10代でほぼ完成するといわれていましたが、脳科学の検証実験などにより、最後に成熟する前頭葉（ぜんとうよう）の発達は25歳くらいまで続くことが知られるようになってきました。

思っていた以上に、脳の成長には時間がかかるのです。

何かの原因で健やかな睡眠が阻害される状態が続くと、脳を創っていく行程に問題が起こります。脳が育つということは、集中力、注意力、判断力といった学習に必要な能力が伸びるだけでなく、カラダの発育、心の発達にも大きく影響します。

成長期の脳とカラダは、眠りで創られます。

睡眠への関心はあっても、そこまで気づいていない方がけっこういます。

この本で私が皆さんに知っていただきたいのは、

1　子どもの脳を創る眠りとはどういうものか

2 眠りの質によっていかに生き方が変わるか
3 どうすれば脳を創る眠り（＝よい眠り）ができるようになるのかを知り、まずは大人から変わらなければならない
4 幼いころの正しい呼吸習慣が成長にいかに重要かを理解し、わが子に実践する
5 その実践には、自然な鼻呼吸を習慣づけることと、のどと口のエクササイズが有効である

ということです。

「うちの子は大丈夫？」10のチェック

お子さんの眠りの状態について、私がよく親御さんたちに問いかける「うちの子は大丈夫？」10のチェックリストがあります（4ページ）。あなたのご家庭はどうでしょうか、まずは自己診断してみてください。

3つ以上該当するようなら、お子さんはあまりよい眠りができていない可能性が高いです。5つ以上だったらかなり要注意、改善が必要です。

「うちの子は大丈夫?」10のチェックリスト

● 子どもをチェック!

- □ 朝、自分では起きられないですか?
- □ 起きてから機嫌が悪くありませんか?
- □ 夜、なかなか寝ないほうですか?
- □ 風邪を引きやすくありませんか?
- □ 同年代の子のなかで、カラダが小さめだったり、やせっぽちだったりしませんか?
- □ 気づくと、ポカンと口を開けていることがありませんか?

● 家庭をチェック!

- □ 帰りが遅く、家族が全体的に夜ふかし傾向ではありませんか?
- □ 週末は寝だめをすることにして、朝ゆっくり起きていませんか?
- □ スマホやゲームの時間、寝る時間を子どもの自主性に任せていませんか?
- □ 親が「睡眠時無呼吸症」ではありませんか?

子どもの場合、「寝苦しい」とか「よく眠れた気がしない」などの症状を訴えることがありません。しかし、睡眠の善し悪しは生活態度にストレートにあらわれます。

例えば、

「何度も起こさないと、なかなか起きない」

「起きてから、ムスッと不機嫌な顔をしている」

「起きてしばらくはボーッとしていて食欲もなく、朝食をあまり食べようとしない」

といった様子が見られる場合、よい眠りがとれていないために、目覚めが悪い可能性があります。寝起きの善し悪しは、個人の気質や体質的なものだと思っている方が多いですが、普段からよい眠りのお子さんであれば、朝、機嫌よく起きてニコニコしているのが普通です。

お宅のお子さんの眠りは大丈夫ですか？

見過ごしたままでいると、脳とカラダに危険です！

子どもの眠りの状態に気づいてあげられるのは、親であるあなただけなのです。

子どもの睡眠不足はこんなに怖い！

よく眠れていない子どもには、次のような影響が及びやすいです。

よく眠れていない子どもに起こりやすいことは？

①風邪を引きやすくなる、病弱になる
（免疫力・抵抗力が鈍(にぶ)るため）

②カラダの成長が遅れる
（成長ホルモンの分泌(ぶんぴつ)を含め、本来持つ成長の能力が鈍るため）

③運動が苦手になる
（運動機能の発達学習が遅れるため）

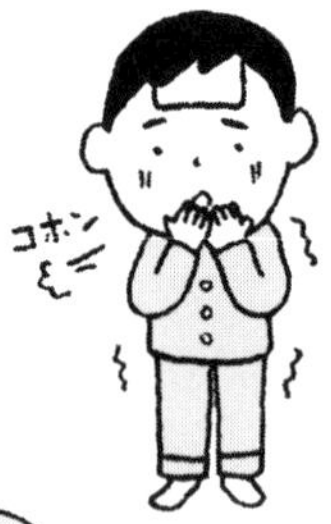

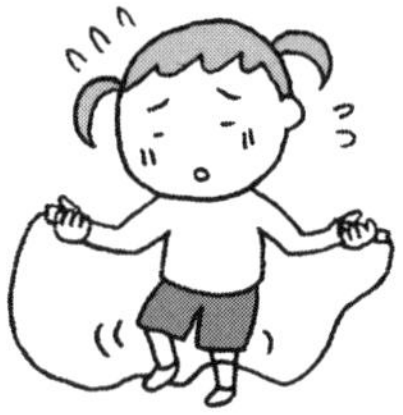

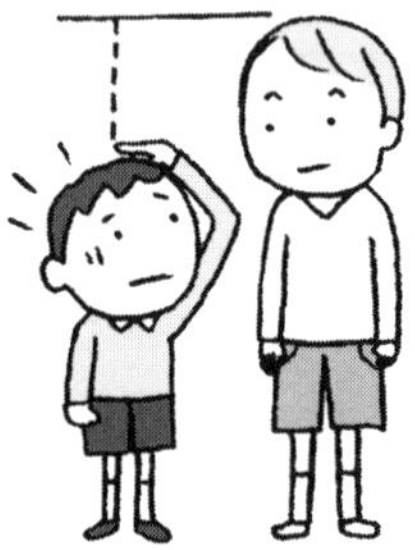

④学力が低下する
（本来持っている注意力・集中力・記憶力が活かせなくなるため）

⑤イライラや不安が大きく、心の安定を欠きやすくなる
（不安に対する脳の抑制がききにくくなるため）

⑥肥満になりやすくなる
（食欲の制御がききにくく、代謝が下がるため）

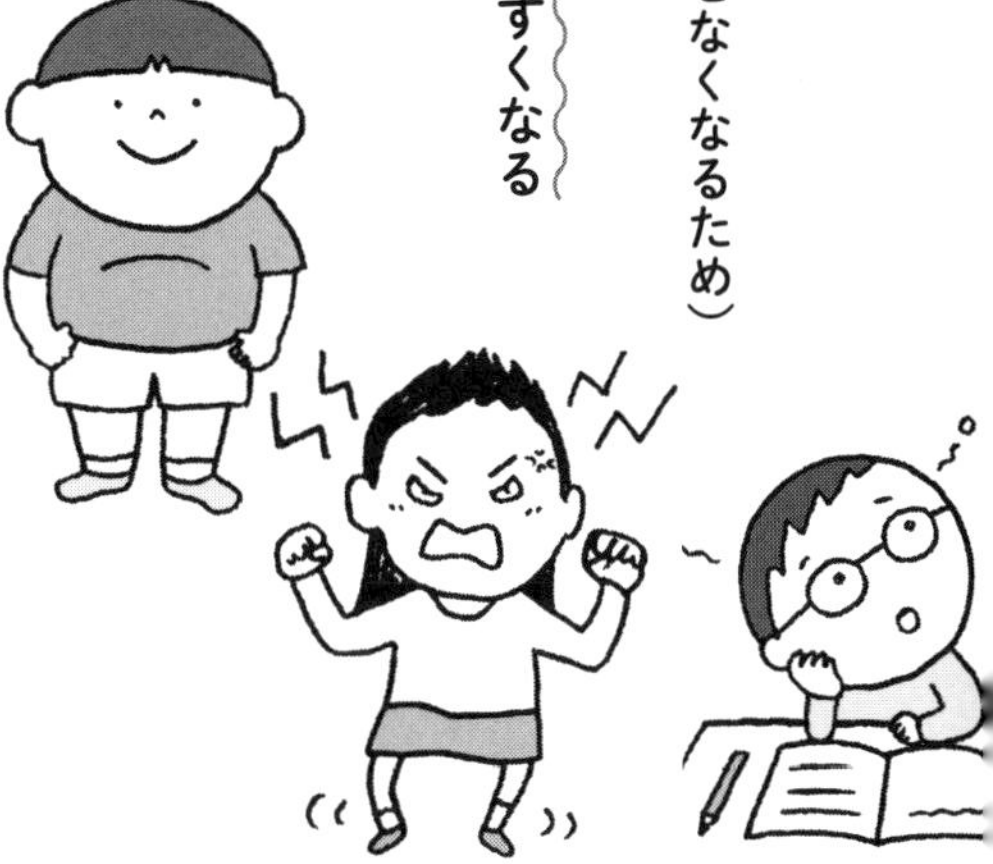

子どもの生活は大人に引きずられる

日本は世界でも一、二番目に「睡眠時間の短い国」です。

睡眠不足が解消されないまま累積する「睡眠負債」の状態になってしまうと、仕事の効率や精度は著しく落ち、生活習慣病、うつ病、認知症などさまざまな病気を引き

起こしやすくなるなど、多くのダメージをもたらすことが科学的に検証されています。日本人の4割ほどが睡眠負債をため込んでいるのではないかともいわれています。日本は、そもそも社会的風土として睡眠をあまり大事に考えていなかったところがあります。

しかし、睡眠負債のリスク、睡眠が本来持つ力が想像以上であること、その大切さがあちこちで語られるようになったことで、そんな社会認識も少しずつ変化してきています。ただ現実問題としては、「忙しくて、やっぱり睡眠時間を削(けず)ってしまう」という生活パターンから抜け出せずにいる方がまだ多いのではないかと思います。

子どもの睡眠が親の睡眠に影響されるかどうかは議論のあるところですが、個人的には、子どもの生活が大人に引きずられることは間違いないと思います。

平日の睡眠不足を取り返したいと、大人が週末はいつも遅くまで寝ていれば、おのずと子どももそういう生活サイクルになります。

子どもが小さいうちから、深夜のコンビニ、深夜営業のお店に連れていかれたら、どうしても夜ふかし傾向になっていきます。

「子どもは環境で育つ」とよく言われますが、**親の生活スタンスは、子どものなかに自然と刷り込まれていきます。**なにげなくやっていることが、子どもの睡眠を阻害（そがい）する要因につながっていないかどうか、あなたは考えたことがありますか？

大人の意識、認識が変わらなければ、子どもの生活を変えることはできません。


最近は、子どもの睡眠障害もたいへん増えています。

最初から睡眠の問題だとわかって来院されるというよりも、心身にトラブルが生じて、いくつか病院に行ってみた結果、睡眠の問題だとわかる、というケースも少なくありません。

「お子さんのこの状態を解消するためには、家族ぐるみで生活習慣を変えていただく必要があります」

と親御さんにお話しすると、

「私たち、忙しいんです。突然、生活習慣を変えろと言われても簡単には変えられません」

と言う方がいます。

なかには、

「たしかに寝る時間は遅いかもしれないけれど、うちの子はこれで大丈夫なんです」

と言う親御さんもいます。

こういう場合、お子さんの困った症状を根本的に治すことはできません。

いまの状態を生んでいる原因、そしてその責任が大人にあると気づき、自分たちからいろいろ努力して改善していこうとする家庭でないと、子どもは変われないのです。

睡眠時間が足りないことへの危機感の薄さは、自分たちを蝕むだけでなく、子どもの人生を台無しにしてしまう可能性があります。そのことをしっかり知ってほしいと思います。

「上手に眠る力」は一生の宝物

眠らない人はいません。眠ること自体は、誰もが生来持っている能力で、教えてもらわなくてもできることです。眠るのは誰でもできますが、**よい眠りを得るには工夫と技術が要る**のです。

厚生労働省による「健康意識に関する調査（平成26年）」では国民の3人にひとり

が普段の睡眠では十分な休養になっていないと回答しています。つまり、多くの現代人は、何かしら眠りに関する悩みを持っています。

「もっと眠りたいけれど、忙しくて毎日睡眠不足が続いている」というのもそうですし、「とにかく朝が弱くて起きられない」とか、「自分ではわからないけれど、かなり激しいいびきをかいているらしい」とか、「枕が合わない」とか、大なり小なり眠りの悩みを抱えているものです。

眠りのトラブルのなかには、睡眠障害として医師の診断・治療を必要とする症状もありますが、そうした手段も含めて、眠りをよくしていく技術が必要です。

ただ、眠りをどうよくしていくかを考える際、**難しいのは「これが正解！」という絶対の答えがないこと**です。

アメリカの国立睡眠財団（National Sleep Foundation）は年齢層別に推奨（すいしょう）される睡眠時間を公表しています（図4、43ページ）。これを見ると、一般的に睡眠不足が多い、われわれ日本人にとっては、「え！　そんなに睡眠時間は必要なんだ」と反省する場合もあるでしょうし、今後の指標として参考になります。

しかしながら一方で、必要な睡眠時間には個人差があります。全体から見ればごく一部ではありますが、毎日4時間ほどの睡眠で平気な人もいれば、10時間くらい眠らないと調子が出ない人もいます。どちらがいい悪いということはありませんし、また、「人と同じくらいだから、安心だ」ということにもなりません。

眠りの正解は、結局その人自身のなかにあるものなのです。

大事なのは、「ほかの人と比較してどうか」ではなく、「自分にとってどうか」ということに気づけるようになることです。

そのためには、睡眠に無知・無関心でいてはダメです。

①まず、**睡眠について正しく知る**ことです。睡眠の役割やメカニズムをきちんと知る

②それから、自分や家族の**睡眠の現状を把握する。**「こういう眠り方をすると、起きてからの調子がいい」とか「勉強や仕事がはかどる」とか、逆に「こうするとよくない」といった自分のデータをある程度の期間（2週間程度）で集め、整理する

③そのうえで、**生活のなかで何を優先させたら眠りをよくしていけるかを理解し、**

実行する。効果のあることは続け、よい眠りのための条件を増やしていく

このような①～③のステップをくり返していくことで睡眠の知識が増え、眠りを整えることができるようになっていきます。**「上手に眠る力」**がつくのです。

どうすればよい眠りが得られるかを実感としてわかっていると、変化があっても状況に応じて自分でコンディションを整えていけるようになります。この技術を獲得すれば、一生の宝物になること間違いなしです。

眠りの改善で成績が伸びた進学校の生徒たち

奈良県に西大和学園（中学校・高等学校）という全国でもトップレベルの進学校があります。２０１５年度には京大合格者数日本一になり、その後も毎年、東大・京大に１００人前後の合格者を出しています。

全国から集まってくる生徒たちのために寮（男子のみ）があるのですが、私は２０１３年からそこで睡眠改善プログラムに携わっています（１１６ページのColumn参照）。

「上手に眠る力」を身につけてもらい、それぞれが睡眠を自己管理できるようにするのが狙いです。

プログラムは、**睡眠について正しい知識をつける**「睡眠セミナー」から始めます。何のために睡眠が必要なのか、眠りをおろそかにするとどんな弊害があるのか、勉強を含めてパフォーマンスを上げるためには、どういうことに注意をしたらいいのか、といったことを睡眠の視点から話します。

このセミナーを受けるのは中学校1年生から高校3年生までですが、みんなたいへん熱心に聴き入り、積極的に質疑もしてきます。

セミナーの後、自分の睡眠を知るために**「睡眠日誌」**（**図20、110〜111ページ**）**をつける**ことを指導します。

寝つくまでの時間、睡眠時間、途中で目覚めたか、目覚めのすっきり感はどうか、睡眠に対する満足感はどうか、などを記すことで、自分がどういうときに体調、気分、勉強のはかどり具合などがよくなるか、悪くなるかといったことを自覚するためのものです。

それをもとに、**「自分の能力を最大限に発揮するには、眠りをどうすればいいか」を一人ひとりが考えて、自分で睡眠プログラムを組みます。**

セミナー後、睡眠改善プログラムを実践した生徒からは、**「眠りの質がよくなった」という声が多数ありました。**

さらに、**学業成績が上がりました。**模試の偏差値が大きく向上したのです。

もちろん成績向上は生徒たちが勉強した成果であって、睡眠だけの影響とはいえません。ただ、全校生徒の学力の伸びよりも、睡眠改善プログラムを受けた寮生の学力の伸びのほうが大きいといった状況から、眠りの改善が成績にもよい効果をもたらしたことは確かだと考えられます。

スポーツのパフォーマンスも眠りで変わる

いまの話はよい睡眠の効果が学業成績にあらわれた例でしたが、**よい睡眠によって運動能力も向上する**ことも実験によって明らかになっています。

ひとつは、「睡眠量」に関する実験です。

アメリカンカレッジバスケットボール、スタンフォード大学の選手に、40日間にわたって毎日強制的に10時間ベッドに入ってもらい、長時間の睡眠によってアスリートとしてのパフォーマンスにどんな影響が出るかを調べたところ、コート内での80メートルダッシュのスピードが速くなり、フリースローとスリーポイントシュートの成功率が明らかに向上しました。

当然、40日間トレーニングも行なっていたわけですから、トレーニングの成果だともいえますが、もともと、スタンフォード大学のような一流の設備、一流のコーチ、栄養士など、トレーニング環境は素晴らしく、普段から最高の環境でトレーニングを継続している選手たちであること。また、この実験が終わって、記録が元に戻ったことから、やはり睡眠量がパフォーマンスに好影響をもたらしたと考えられます。

単に集中力、判断力などの思考力が冴(さ)えただけではなく、疲労回復のスピードや筋肉の代謝、アスリートに必要な神経反射スピードなどの学習が強化され、潜在能力が十分に引き出されていたといえるでしょう。

ふたつめは「睡眠の質」とアスリートのパフォーマンスを調べた実験です。

スタンフォード大学の西野精治教授が、トップアスリートを養成しているＩＭＧアカデミーに所属する若年アスリートを対象に行なったもので、深睡眠が増えることが実証されている優れた通気性を持つ高反発マットレス（エアウィーヴ）を使用した場合と、使用しない場合とで、スプリント（40メートルダッシュ）、ロングジャンプ（幅跳び）、スタードリル（前後左右に跳ぶ反復横跳び）の３種類の運動パフォーマンスを行なってもらいました。

この結果、睡眠の介入後いずれも成績が向上し、とりわけスタードリルにははっきりと統計的な有意差が認められました。

眠りがよくなると、勉強もスポーツもできるようになります。能力がグンと発揮できるようになるのです。

才能、能力は、持って生まれた資質だけで開花するものではありません。

子どもの脳とカラダをしっかり育てる眠り、潜在能力を最大限に引き出せるようにする眠り、そんなよい眠りを子どもに与えてあげましょう。

子どもの将来は「眠りの充実度」で大きく変わっていくのです！

プロローグ　子どもの将来は「眠りの充実度」で変わる！

第1章

子どもの「脳とカラダを創る眠り」とは？

Contents

第2章

できる子に育てる！グッドスリープの習慣と工夫

Contents

第3章

気づいてあげて！子どもの睡眠トラブル

Contents

第4章

「お口ポカン」をやめさせるだけで呼吸も眠りも変えられる！

Contents

第1章

子どもの「脳とカラダを創る眠り」とは？

赤ちゃんの眠りはなぜ細切れなのか

赤ちゃんは眠っている時間がとても長いです。

授乳で栄養を摂る、排泄しおむつを交換してもらうとき以外は、昼も夜も関係なくほとんど眠っているような状態ですが、長時間ぐっすりという眠りではなく、短時間で目を覚まします。このサイクルが短いので、夜泣きをして夜中に何度も起こされて睡眠不足に悩まされたという経験のあるお母さん、お父さんも多いでしょう。

私たち大人は、1日に1回まとまった眠りをとる「単相性睡眠」を基本としていますが、**新生児は「多相性睡眠」といって、1日に何回も眠ります。しかも眠りが細切れ状態。**24時間周期の昼夜のリズムと同調できる眠りのリズムが、まだできていないのです。

私たちが夜になると眠り、朝になると目覚めるのは、生まれつきそういう仕組みになっているからではありません。**脳が睡眠と覚醒をコントロールしている**からです。

生後まもなくの赤ちゃんの脳には、まだその機能が整っていないのです。

図1　赤ちゃんの睡眠の量

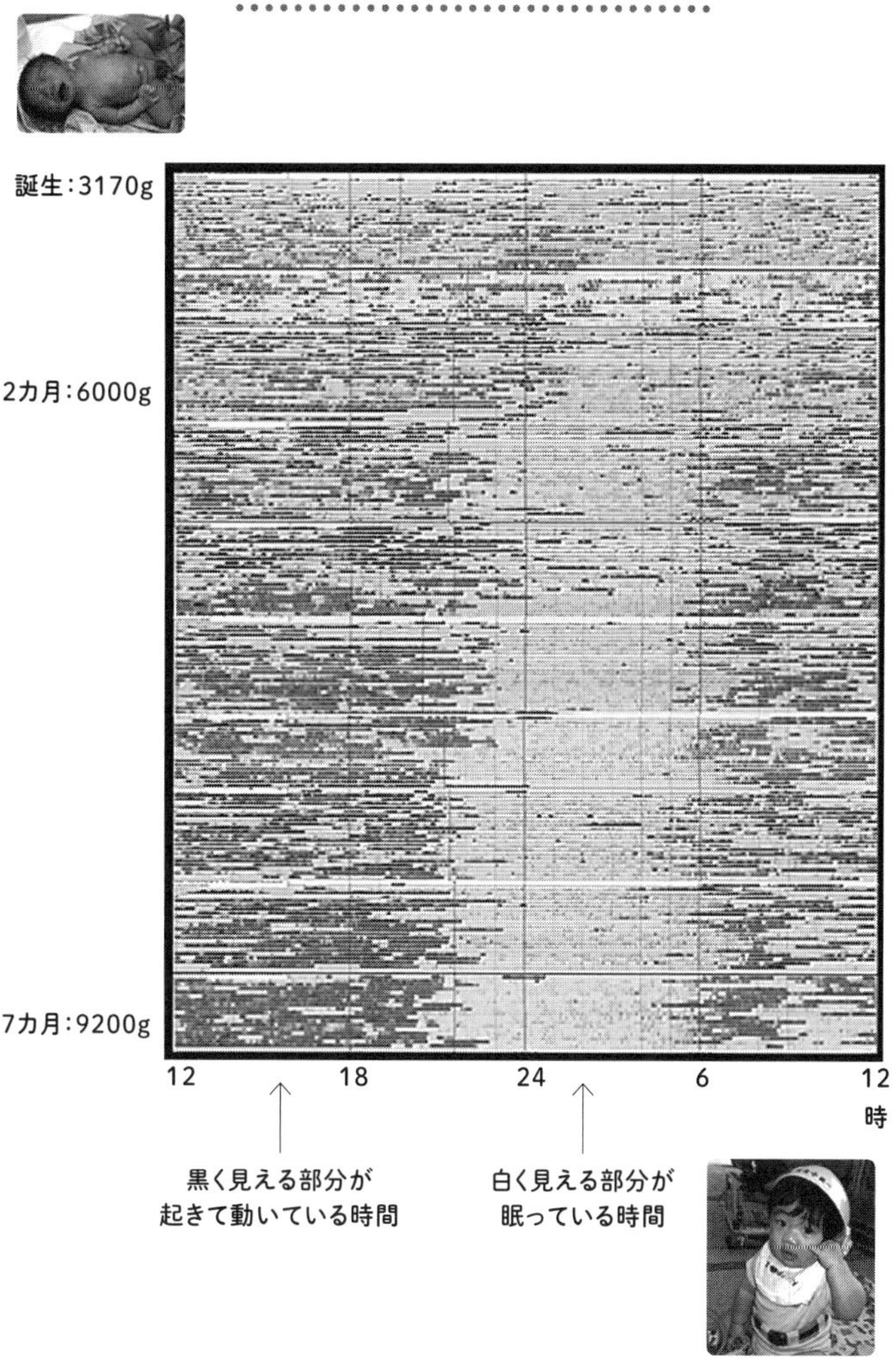

図1（29ページ）は、私の子どもが生まれたときに、活動量計をつけて睡眠の量を調べてみたものです。

白く見える部分が眠っている時間、黒く見える部分が起きて動いている時間と考えられます。生後まもなくのころは、眠りに規則性はなく、昼も夜も細切れに寝たり起きたりをくり返しています。新生児は、トータルでだいたい16時間くらいは眠っています。

日が経つにつれ、白い部分が少しまとまってきます。黒い部分もつながってきます。ある程度まとまった時間、眠ったり起きたりできるようになってくるわけです。

個人差はありますが、これが生後2カ月くらいです。

ある育児雑誌には「魔法の５９００g！　体重が５９００gくらいになるころ夜泣きが魔法のように減っていくのでそれまで頑張ってね！」と書いてありましたが、まさにそのとおりで、**体重が５９００～６０００gくらいになる2カ月前後で、睡眠時間がまとまってきて、夜に寝て、昼間起きるというリズムが少しずつできてきます。**

これはひとつの目安といえそうです。

ただし、「夜眠ったら朝まで起きずにぐっすり」という状態になるのは、まだしばらく先。夜通し眠れるようになるのは、1歳くらいです。

脳は眠りでぐんぐん育つ

生まれたばかりの赤ちゃんが眠ってばかりいる理由は、人類の進化に由来しています。

妊娠初期の胎児には鰓（えら）があったり、しっぽがあったりと脊椎（せきつい）動物の進化の過程が再現されていることは知られており、成長の過程で、その進化の過程をたどるという説があります。睡眠も同様で、妊娠中に太古の時代の「レム睡眠」が多い過程から、成長発達していくのではとされています。赤ちゃんの未成熟な脳は、眠っている間にどんどん形成され、睡眠のしかたも学んでいくのです。

では、睡眠中には何が行なわれているのでしょうか。

睡眠には、「レム睡眠」と「ノンレム睡眠」のふたつがあります。

レム睡眠とは、体動や眼球運動の認められる睡眠で、カラダは休んでいるのですが、脳は活動している状態。一方のノンレム睡眠は、脳もカラダも休んでいる状態。睡眠中はこのふたつの種類の眠りが交互にくり返されています。

新生児期の赤ちゃんは、睡眠の約50％分の時間がレム睡眠です。大人の睡眠では、レム睡眠は睡眠時間の20％程度ですから、赤ちゃんはレム睡眠の時間がたいへん多い。**神経回路を広くつなげようと脳幹が活発に活動している**のです。

レム睡眠にはもうひとつ役割があります。

それは**情報の仕分け**です。起きているときに見聞きした情報を整理し、必要なことは記憶する、不要なことは消去するという記憶の整理作業が行なわれています。さらに、不要なことは消去するというこの仕分けはストレスのコントロールにも重要とされています。生まれたばかりの赤ちゃんにとって、身辺に起こる出来事はどれも新しい経験ばかりですから、**脳が情報を処理するのには時間がかかる**のです。

赤ちゃんの眠りにレム睡眠が多いのには、こうした理由があるのですね。

ノンレム睡眠にも、重要な役割があります。

「成長ホルモン」の分泌です。骨を伸ばしたり、筋肉を増やしたり、新陳代謝を盛んにするといった**カラダの発育を促進する成長ホルモンは、深いノンレム睡眠のときに多く分泌されます。**

睡眠中には、成長ホルモンだけでなく、ほかにもカラダや心の発達に関与しているホルモン分泌や神経の発達など、成長を助けるさまざまな機能がフル回転しているのです。

つまり、**脳とカラダの健やかな発育のためには、長いレム睡眠と深いノンレム睡眠、両方が必要**なのです。

昼と夜のリズムはどうやって創られていく？

体重が5900gを超えたあたりから、徐々に眠りにリズムができてくるといいました。

まとまった眠りの時間が少しずつ長くなっていくとともに、体内時計を調整するホルモン「メラトニン」の分泌も始まり、次第に昼と夜とのリズムができてきます。

ところで、1日のリズム（「サーカディアンリズム」あるいは「概日リズム」と呼ばれる）をつかさどる体内時計は、いったいどこにあるのかご存じですか。

それは、脳の視床下部、両目の網膜から大脳に伸びる視神経が交叉する視交叉上核という場所にあります。

実は、私たちのカラダには、ほとんどの臓器や細胞など全身に時計遺伝子がありますが、カラダ中の末梢時計に信号を発して、**生体リズムの「司令塔」の役割を果たしているのが視交叉上核の体内時計（マスタークロック）**（図2）です。

図2　体内時計の中枢「視交叉上核」

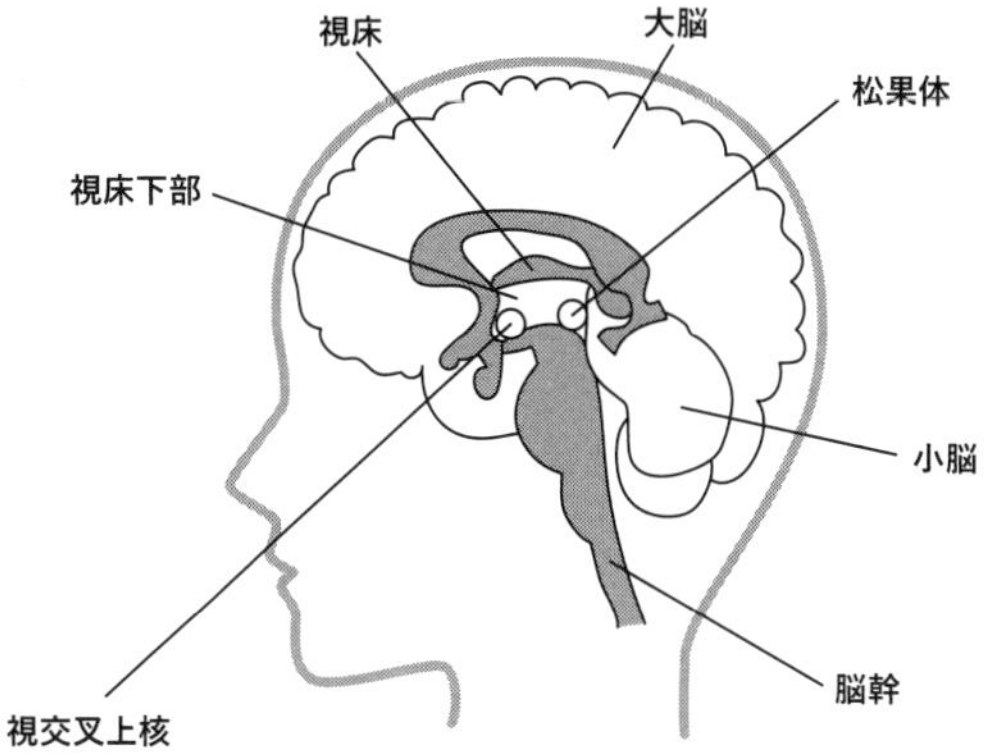

視交叉上核には体内時計(マスタークロック)があり、
生体リズムの「司令塔」の役割を果たしている

外界からの光による刺激が、視交叉上核の体内時計を経て松果体(しょうかたい)に達し、メラトニンが生成されます。メラトニンは、通常、夜間、睡眠中にかけて大量に分泌されます。メラトニンの血中濃度が高くなると、体温が下がり、眠くなります。

つまり明暗の情報を全身に送ることで、昼と夜のリズムをコントロールしているのです。このように**メラトニンは眠りのリズムをつかさどる働きがあり、「睡眠依存性ホルモン」のひとつです。**睡眠と覚醒のリズムのほか、ホルモン分泌などの生体リズム調節にも重要な役割を果たしているのです。

メラトニンには、明るい光を感知すると分泌が抑制されるという特性があります。そのため、夜間に分泌が増えるのです。太陽光だけでなく、人工的な光であっても、強い光刺激を受けると分泌が低下します。

ですから、**夜に明るい光を浴びすぎると、眠れなくなったり、睡眠・覚醒のリズムが乱れてしまったりする原因となります。**

赤ちゃんは、新しい環境のなかで、生体リズムを形成するための機能を発達させようとしているのです。それが、深夜のコンビニに連れていかれるなど、大人の都合で夜も強い照明が煌々（こうこう）とつけられた状態で寝かされていたり、夜間まで外に連れ出されたりしていると、そのリズム形成の機能がスムーズに発達しなくなってしまいます。

眠っているときも、脳とカラダは発育を続けているのだということを、われわれ大人はきちんと理解しておきたいものです。

当初は睡眠時間におけるレム睡眠の割合が50％と高かった赤ちゃんですが、月齢とともにレム睡眠が減少し、ノンレム睡眠の量が増えていきます。3歳ごろには、成人と同じくらいの20％程度までレム睡眠は減っていきます。同時に、睡眠と覚醒のリズムも確立されていきます。

それでも幼児期は、昼間ずっと起きているのは生理的に難しく、昼寝を必要とします。昼寝をしなくても起きていられるようになるのは、個人差はありますが5、6歳ごろになってからです。

次ページの図3は、健康な成人の睡眠中の状態をあらわした模式図です。

ノンレム睡眠には、眠りの浅いほうから1、2、3と3つのステージがあります（以前は1、2、3、4の4つのステージに分類されていました）。よく「深い睡眠」といいますが、医学的な意味での「深睡眠」とは、脳波を計測したときにステージ3（以前は3、4）の状態になっていることを指します。

人は、まどろみから徐々に眠りが深まって深睡眠に入り、その後レム睡眠になり、その後またノンレム睡眠の浅い眠りから深い眠りになり、再びレム睡眠——ということを数回（普通は4～6回程度）くり返しています。

図3　睡眠図（成人）

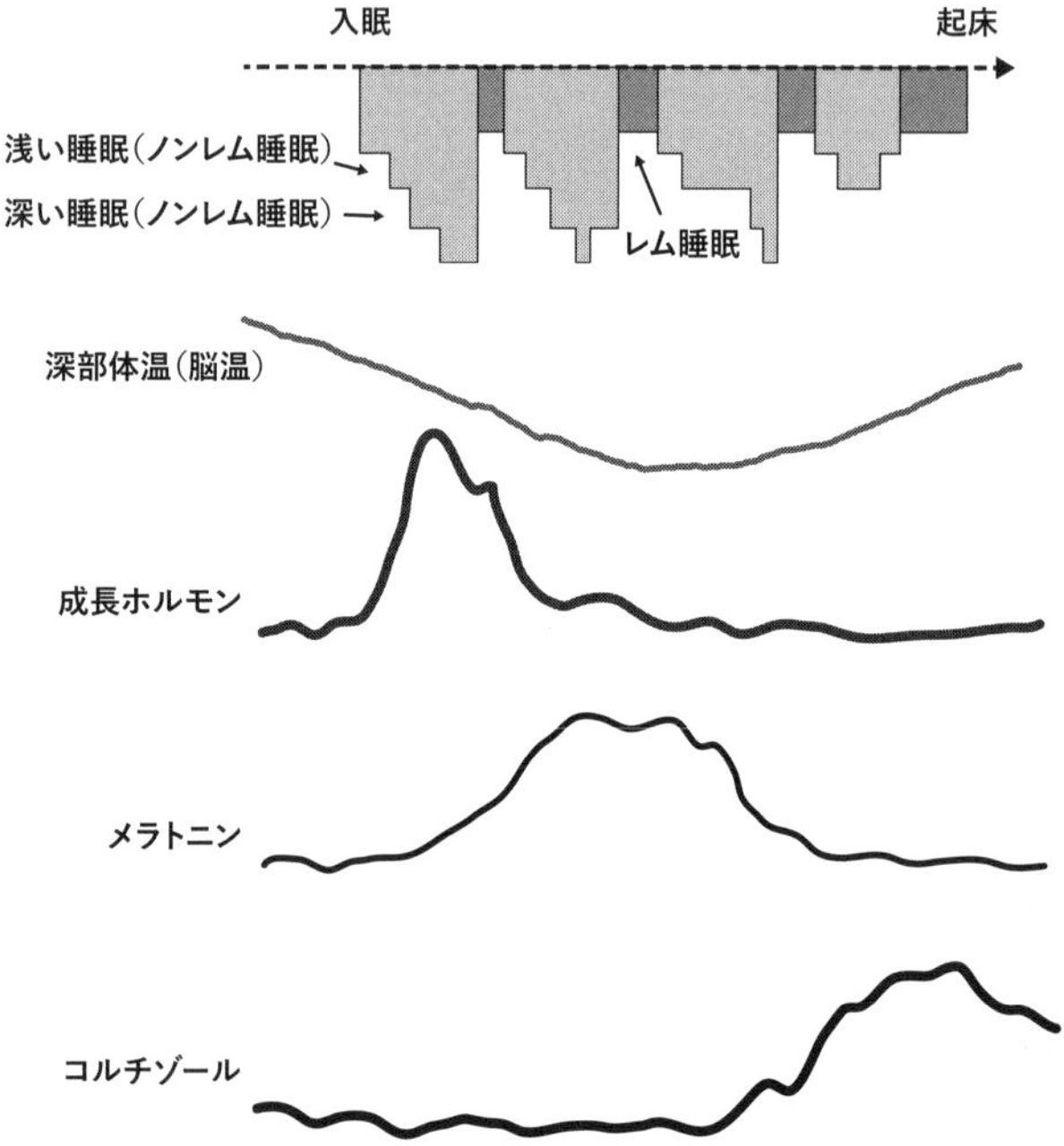
入眠
起床
浅い睡眠（ノンレム睡眠）
深い睡眠（ノンレム睡眠）
レム睡眠
深部体温（脳温）
成長ホルモン
メラトニン
コルチゾール

その周期は、健康な成人の場合、約90分が標準的です。子どもはこの周期が40〜50分くらいと短いのですが、10〜12歳ごろまでにだんだん成人に近いリズムになっていきます。

「睡眠時間は90分の倍数がいい」などと信じている人が多いですね。その根拠は、この「ノンレム睡眠＋レム睡眠」の周期が90分というところから発生している話だと思われます。レム睡眠は浅い眠りなので、レム睡眠の後半あたりに目覚めるようにすればすっきり起きられる、という推測に基づいているのでしょう。

ただ、これは巷の睡眠神話のひとつにすぎません。睡眠サイクルは人それぞれです。「ノンレム睡眠＋レム睡眠」の周期が70分くらいの人もいれば、１００分以上の人もいます。そういう人にとって90分の倍数はまったく意味を持たないわけです。

また、なんらかの睡眠トラブルを抱えている人は、図3のような正常な睡眠のリズムがそもそも崩れていることも多いです。これは大人にも子どもにもいえることです。

さらに38ページの図3に注目してみてください。**眠ってすぐの深い睡眠（ノンレム睡眠）のときに成長ホルモンが豊富に分泌されている**ことがわかります。ここで深い睡眠がとれていないようだと、成長ホルモンに影響してしまうのです。**「眠りの最初の90分を深く眠れるかどうか」は、よい眠りのための決め手**であり、スタンフォード大学の西野教授が提唱する「黄金の90分」のことです。

成長ホルモンには、骨や筋肉、内臓器官などの発育を促す働きのほか、傷んだ細胞の修復をする働きもあります。成長ホルモンという名称から子どもだけのように思えますが、大人でも分泌します。例えば、ケガや病気を治りやすくしたり、肌にハリや潤いを与えたりするアンチエイジングの働きは成長ホルモンの分泌によるところが大きいのです。

成長ホルモンとは対照的に、睡眠の終盤、朝方に向けて分泌が増えていくのが副腎皮質ホルモン（コルチゾール）です。**副腎皮質ホルモンは脳とカラダを目覚めさせ、活動のための準備を始める働き**をしています。

さらにもうひとつの折れ線は、「深部体温（脳温〈脳の温度〉）」を示しています。実は、睡眠において体温変化、とくに脳の温度は非常に重要です。

日中は脳の温度は高く保たれていますが、**寝るときには、脳の温度が下がります。**

そして睡眠中はどんどん下がり、朝に向けてまた上昇していきます。

眠りやすくするために、カラダは熱放散して脳の温度を下げます。また、同時にメラトニンが分泌を始めることで、カラダは眠りのモードに入りやすくなります。

睡眠中にどんどん下がっていた脳の温度は、朝に向けてだんだん上昇し始めます。副腎皮質ホルモンが目覚めと活動のために働き始めるからです。

このほかにも、睡眠中にはいろいろなホルモンや神経伝達物質が働き合い、種々の生体機能が作用してカラダのコンディションを調整、コントロールしているのです。

眠りをよくする鍵(かぎ)は、「時間」と「質」と「リズム」にあります。

・十分な睡眠時間
・質のよい睡眠であること
・規則正しいリズム

この3つがうまく組み合わされることで、脳とカラダを創るよい眠りが可能になるのです。

世界一睡眠時間の短い日本の子どもたち

アメリカの国立睡眠財団（National Sleep Foundation）が２０１５年に発表した、年齢層別の「推奨睡眠時間」があります（図４）。成長著しい子どもについては、かなり細かく分類されています。

このくらいの睡眠が望ましいという推奨時間のほかに、許容範囲の睡眠時間というデータも併記されています。要するに、これを逸脱するようであれば不適切な睡眠である、心身の健康維持に問題が生じるおそれがある、という警鐘（けいしょう）にもなっています。

実際の子どもたちの睡眠時間はどうでしょうか。

図5は、３歳以下の子どもの睡眠時間について、２０１０年に17の国と地域で調査されたものです。

図4　米国立睡眠財団の推奨睡眠時間

月齢・年齢	推奨時間	許容範囲内時間
新生児　0～3カ月	14～17時間	11～19時間
乳児　4～11カ月	12～15時間	10～18時間
乳幼児　1～2歳	11～14時間	9～16時間
3～5歳	10～13時間	8～14時間
6～13歳	9～11時間	7～12時間
14～17歳	8～10時間	7～11時間
18～25歳	7～9時間	6～11時間

図5　3歳以下の子どもの睡眠時間　国際比較

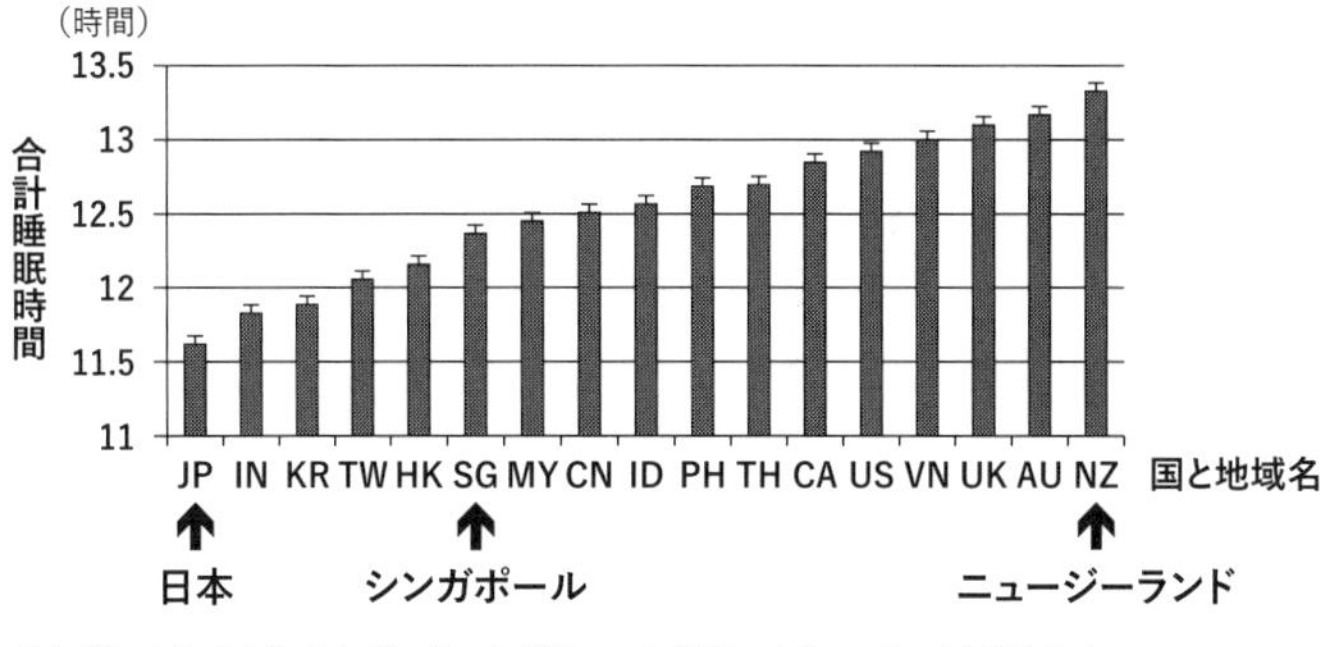

出典：Jodi A. Mindell, Avi Sadeh, Benjamin Wiegand, Ti Hwei How, Daniel Y.T. Goh. Cross-cultural differences in infant and toddler sleep Sleep Medicine 11 (2010) 274–280

図6　思春期の若者の睡眠時間　国際比較

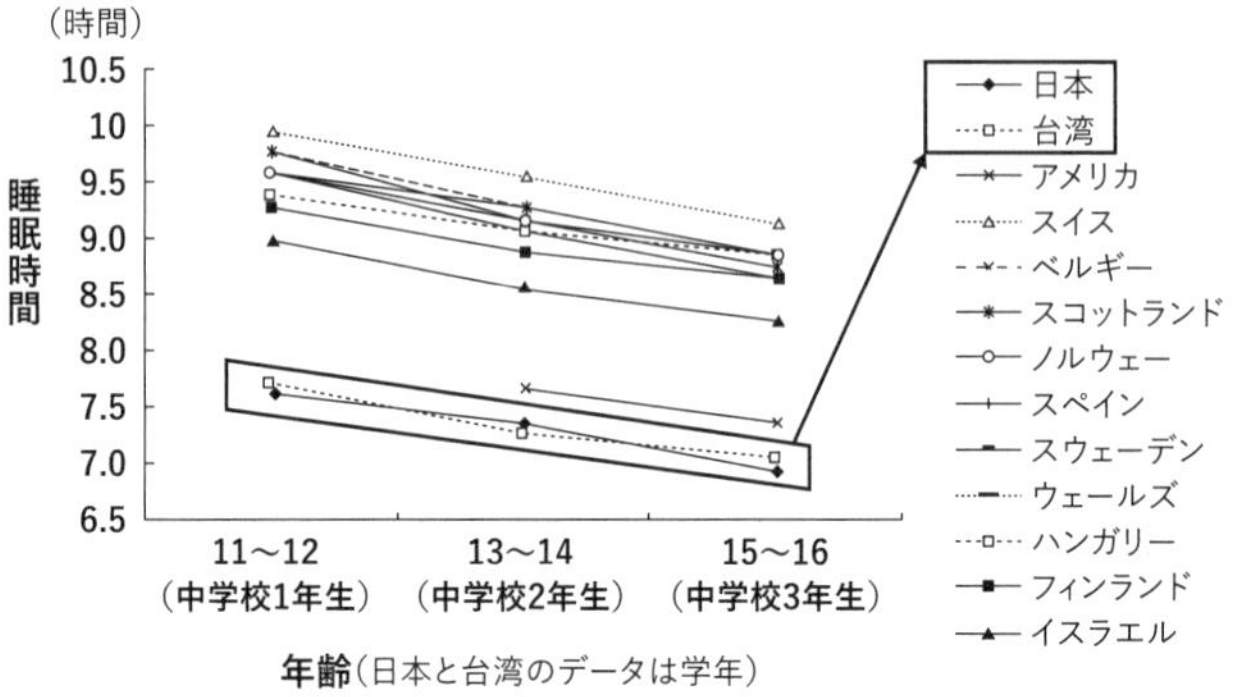

日本のデータは Fukuda & Ishihara. 1999、台湾のデータは Gau & Soong. 1995、アメリカのデータは Wolfson & Carskadon. 1998、ヨーロッパのデータは Tynjala et al. 1993 より引用
『睡眠学』日本学術会議（じほう）より引用

日本の乳幼児の睡眠時間は最も短いことがわかります。11時間40分ほどです。いちばんよく寝ているニュージーランドとは、1・5時間以上の開きがあります。

図6は、11~16歳の子どもたちの睡眠時間の国際比較です。こちらは1990年代の各国の調査データをもとに整理比較しているものですが、**ティーンエイジャーについても日本人の睡眠時間は最短**です。日本と非常に近い値（あたい）で最下位争いをしているのは台湾です。

これを見ると、日本は中学校1

年生で7・5時間くらい、中学校3年生では7時間を切っています。先述したアメリカの国立睡眠財団による望ましい睡眠時間でいえば、中1ではぎりぎり許容範囲内、中3では許容範囲からもはずれていて、不適切な睡眠時間ということになります。欧米諸国とは2時間ほど違います。これが毎日積み重なっているとしたらどうでしょう?

日本は、子どもの睡眠負債への懸念(けねん)も深刻だと言わざるを得ません。

睡眠不足がもたらす弊害(へいがい)を知ろう

本書の「プロローグ」で「子どもの睡眠不足はこんなに怖い!」として、睡眠不足がもたらす影響の主たるものを挙げました(6~7ページ)。

①風邪を引きやすくなる、病弱になる
(免疫力・抵抗力が鈍るため)

②カラダの成長が遅れる
（成長ホルモンの分泌を含め、本来持つ成長の能力が鈍るため）
③運動が苦手になる
（運動機能の発達学習が遅れるため）
④学力が低下する
（本来持っている注意力・集中力・記憶力が活かせなくなるため）
⑤イライラや不安が大きく、心の安定を欠きやすくなる
（不安に対する脳の抑制がききにくくなるため）
⑥肥満になりやすくなる
（食欲の制御がききにくく、代謝が下がるため）

睡眠不足、ひいては睡眠負債が招くリスクは、これだけではありません。
育ち盛りの子どもの脳やカラダに及ぼす影響は、大人以上に深刻な面も多々あります。それは、睡眠負債により影響された成長は、その後取り戻すことが難しくなるということです。

あたりまえですが、それらの症状が睡眠が原因だということに、幼い子どもが自分で認識するのは不可能です。しかし、最も問題なのは、われわれ大人が睡眠に無頓着で、子どもの睡眠の問題を気にとめていないことです。

ここからは、どうしてそうなってしまうのかを、具体的な検証例を交えながら、解説していきましょう。

その1　睡眠不足は、病気になりやすい

睡眠時間が足りないと病気になりやすい、また病気が治りにくい、というのはいろいろなところでいわれています。

睡眠中には、カラダのコンディションを整えるためにさまざまな生体機能が作用しています。睡眠が足りなかったり、よい眠りがとれていなかったりすると、その機能がうまく働かなくなり、抵抗力、免疫力が落ちてしまいます。

例えば、睡眠時間が7時間未満、睡眠効率（ベッドに入っている時間のうち実際に眠れている時間の割合）が低い状態が続くと、8時間以上眠っているときに比べて、**風邪**にかかるリスクが5倍以上になるといったデータがあります（図7、48ページ）。

図7　睡眠効率と風邪の関係

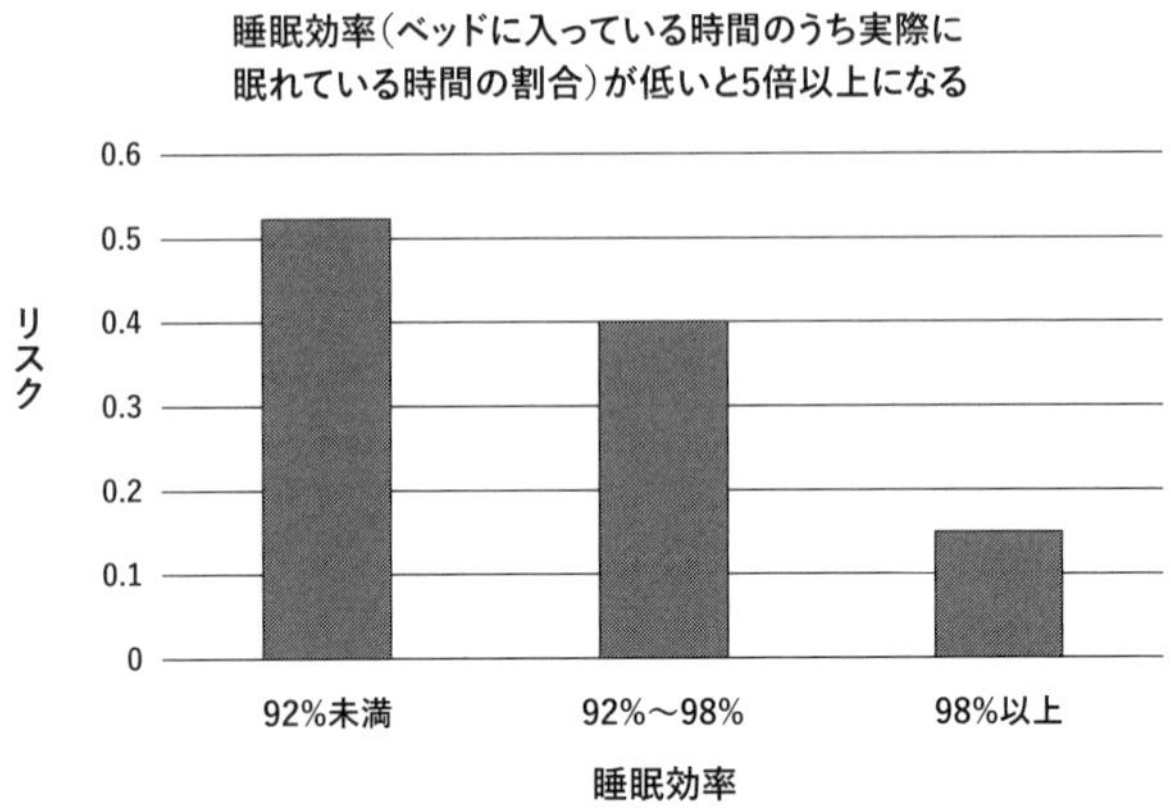

現在、新型コロナウイルスによる肺炎によりわれわれの生活は多くの影響を受け亡くなる方も少なくありません。一方、新型コロナウイルスほどの致死率ではないとされるインフルエンザウイルスでも２０１８年には国内で３０００人以上が亡くなっています。新型コロナウイルス感染症と睡眠との関連はいまだわかりませんが、睡眠とインフルエンザウイルスに対する抵抗力（抗体価）との関係性を調べた研究はすでにいくつか報告があります。**予防接種を受けていても、十分な睡眠をとっていなければ免疫力が十分に働かず、効果は半減してしまう可能性がある**ということです。

そのほか、睡眠時間が足りないと、風邪、肺炎などの**感染症**が増加することと、睡眠不足はがんの発症率も高めることが疫学調査で明らかになっています。

がんの素因になる異型細胞は、どんな人の体内でも一定の確率で発生しています。睡眠が十分だと異型細胞は排除されていくのですが、睡眠が十分でないとカラダの機能が低下し、免疫力が低下するため、異型細胞が排除されにくくなります。つまり、がんが発症するリスクが高くなってしまう、と考えられています。

その2 睡眠不足は、成長の遅れを引き起こす

成長ホルモンは、睡眠中とくに最初の深いノンレム睡眠のときに豊富に分泌されますが、睡眠時間を短くすると、成長ホルモンの分泌量が減ることが実験でわかっています（図8、50ページ）。

育ち盛りの子どもに睡眠不足が続いたり、不規則な生活、睡眠障害などが原因で眠りのリズムが狂ってしまったりすると、**成長ホルモンの分泌が減少し成長に影響します**。睡眠不足で、極端な低身長になることはまれですが、ちょっとやせ形、どうも身長が伸びないという体型になることがあります。

図8　睡眠不足と成長ホルモン

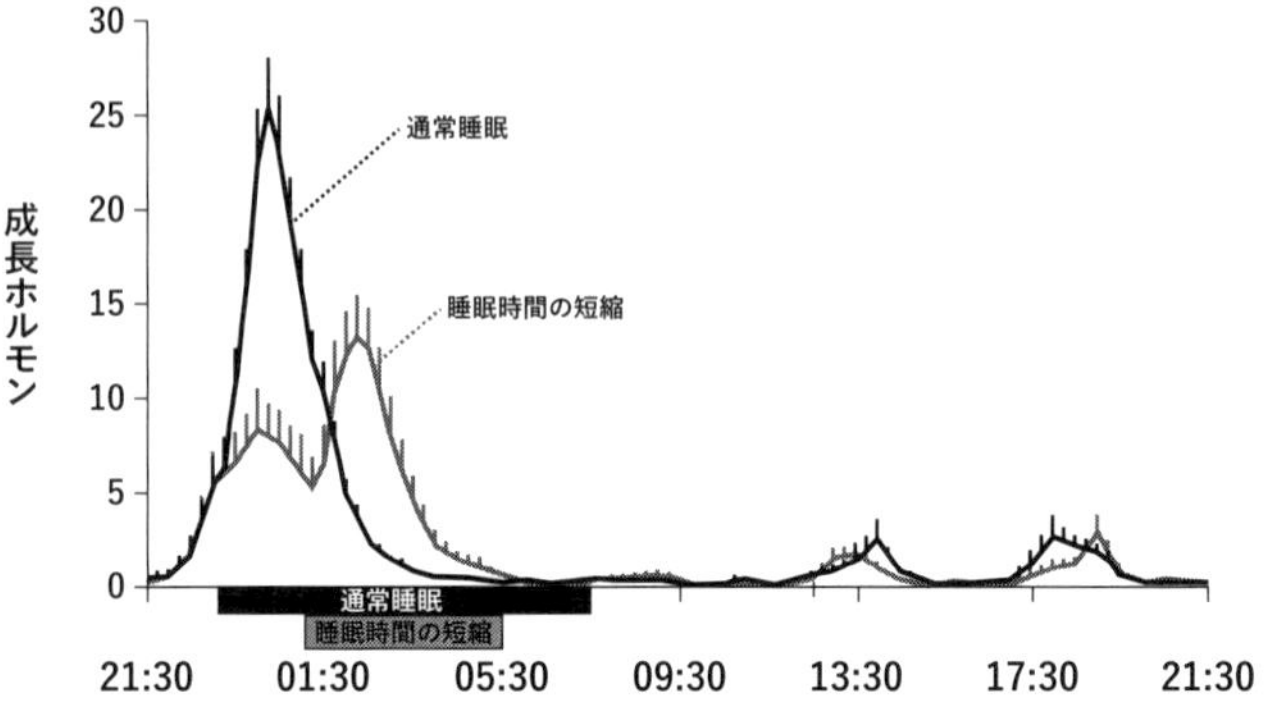

出典：Josiane L. Broussard & Florian Chapotot & Varghese Abraham & Andrew Day & Fanny Delebecque & Harry R. Whitmore &Esra Tasali
Sleep restriction increases free fatty acids in healthy men Diabetologia 58 (2015) 791–798

もちろん、子どもの成長は遺伝的要素、生育環境、心理的要素などさまざまなことがからんでいますから、睡眠の問題だけが成長を妨（さまた）げる要因になるということはありません。ただ、同年代のほかの子どもたちに比べて、「ちょっと小さいかな？」「ちょっとやせっぽちかな？」と感じたら、その原因のひとつとして「よい睡眠が十分にとれているか」を見直してみるといいかもしれません。

「成長曲線」という言葉でネット検索をすると、年齢に応じた標準的身長・体重を知ることができます。

睡眠がよくないために成長が遅い場

合、明らかに小さいというよりは標準よりちょっと小さい、というケースが多いです。それだけに、問題があることに気づきにくいのです。

こんな例がありました。

睡眠中、子どもがひどいいびきをかいているので、「鼻が悪いのかもしれない」と病院に連れていったところ、その子は睡眠時無呼吸症でした。治療してよく眠れるようになったら、小柄だった子の身長がぐんぐん伸びはじめたのです。

おそらく、無呼吸症の影響で睡眠のリズムが崩れてしまい、成長ホルモンの分泌が抑制されていたのです。**眠りが改善されたことで、本来その子が持っている成長力がきちんと発揮されるようになった**と考えられます。

睡眠がよくないことで成長が阻害されていたというのは、たいがいの場合、このように後になってわかるのです。

睡眠障害が解消されると、背が低かった子は背が伸びる。やせっぽちでひょろひょろしていた子は、骨格がしっかりし、体重が増える。**バランスよく正常な成長ができるようになる**ことはよく見られることです。

余談ですが、この話をテレビ関係者の方にしたところ、「子役の役者やアイドルタレントには、年齢のわりにカラダの小さい子がけっこう多いけれど、睡眠不足が関係しているかもしれないですね」と言われました。

ことによると、そういう可能性もなきにしもあらず、です。

というのは、成長ホルモンの分泌にはもうひとつ大事な条件があり、それは規則正しいリズムなのです。ぐっすり眠れていても、寝る時間が毎日不規則だと、分泌が減少してしまいます。芸能活動をしていると、どうしても生活のリズムは不規則になってしまうでしょうから、リスクが大きいと言わざるを得ません。

いまは一般のお子さんたちも、毎日習い事や塾で忙しく、生活が不規則になる要素をはらんでいるので、要注意です。

その3 睡眠不足は、運動能力を下げる

NHKによる「国民生活時間調査」では子どもの睡眠時間は年々短くなり、2000年(平成12年)ごろまで短くなり、そこで下げ止まっています。

一方、文部科学省が昭和40年代より継続している子どもの体力調査を見ると、小学

校低学年の50メートル走の記録は平成元年ごろから平成15年くらいまで徐々に遅くなり、その後、徐々に回復傾向が見られます。睡眠時間の減少と50メートル走の記録がほぼ同様の変化を示しているのは、偶然にしては興味深いです。ちょうど子どもの睡眠時間が下げ止まった平成17年のデータでは、睡眠時間が6時間未満、6〜8時間、8時間以上の3群で体力合計点を比較したところ、小学生では男女とも睡眠8時間以上の群の体力合計点が高く、**睡眠時間が短いほど体力合計点が低い**という結果が出ています。

たっぷり睡眠をとることで、スポーツのパフォーマンスが上がることは、前述したNCAA（全米大学体育協会）のバスケットボール選手やIMGアカデミーのアスリートの実験でもわかっています。

世界で活躍しているトップアスリートは、自分のパフォーマンスにおける睡眠の力をよく知っており、睡眠時間や睡眠の質を大事にしている人が多いです。

アメリカのプロバスケットボールNBAのスタープレイヤー、レブロン・ジェームズは毎日平均12時間の睡眠をとっていると公言しています。

テニスの錦織圭（にしこりけい）選手は、

「寝るのがなによりもカラダを回復させる力になると思っています」

「昔から、睡眠は僕にとって趣味のようなもの。寝るのが大好きなんですよね」

と語っています。

これくらい**睡眠を大事なものと認識していることが大切**なのです。

その4 睡眠不足は、学力を低下させる

学力と睡眠時間との関係はどうでしょうか。

山口県山陽小野田市の教育委員会が行なった調査があります。

市内の小学校2年生を対象に、就寝時刻と成績（国語と算数）を調べたところ、最も学力が高いのは夜9時までに寝る子で、就床時刻が遅くなるほど学力偏差値が下がる、という結果が明らかになっています（2006年発表）。

あるいはまた、広島県で学力調査を行なったときに生活習慣を併せて調べたところ、7～9時間の睡眠をとっていた子どもたちが、最もテストの成績がよかった、という結果も出ています（小学校5年生対象、2003年発表）。

早く寝て、しっかり睡眠をとっている子のほうが成績がよいのです。

図9　睡眠習慣と成績

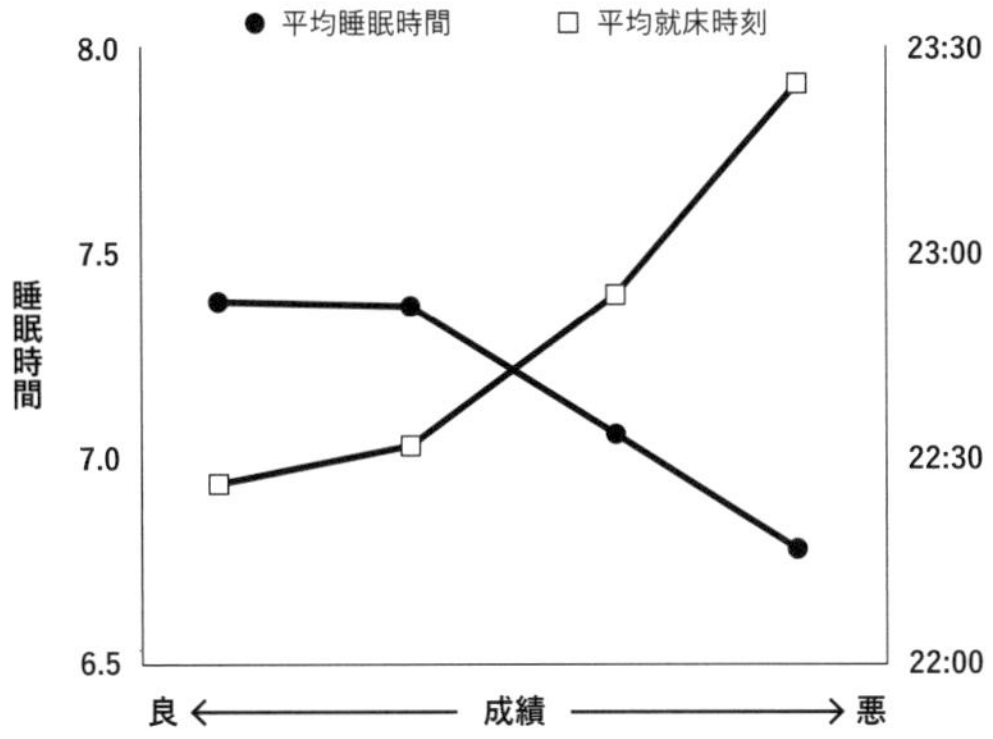

出典：Wolfson AR, Carskadon MA. Sleep schedules and daytime functioning in adolescents. Child Dev. 1998 Aug;69(4):875-87. より改変

アメリカの高校生の調査でも学力と睡眠の習慣の関係は示されており、就床時刻が早く、睡眠時間が長いほうが、就床時刻が遅く睡眠時間が短い生徒より学力が向上しています（図9）。

学力と睡眠の関係というと、記憶力はどうなのかも気になるところですね。

例えば、語学の勉強をし、その直後にテストをする。そして、ひと晩寝た後にもう一度テストをする。どちらの点数のほうが高いと思いますか？

勉強した直後よりも、睡眠をとった後のほうが点数がよくなるという実験結果が出ています。

睡眠には、知識を整理し、覚えたことを記憶に定着させやすくする働きがあるからです。

知識をしっかり記憶させるには、覚えた後に眠ることが大切なのです。しかし、記憶を本当に定着させるためには、くり返すことが肝心です。勉強して、眠って、復習して、眠って……というのがいちばんいい。

要するに、毎日きちんと睡眠をとり、くり返しコツコツと続けることが最も有効な勉強法になります。

「寝ると記憶が定着しやすくなるなら、睡眠学習のようなものも効果があるのでしょうか？」。こういう質問もよく受けます。

２０１９年に雑誌『Nature』が睡眠学習について取り上げており、においい刺激と音の条件付けの実験においてノンレム睡眠中の刺激で学習効果が認められたと報告しています。これは昏睡中の人々に刺激に対する反応を学習させる可能性があると考えられます。ただ、実際に睡眠学習により学校の成績を上げることができるかというと現実的ではなく、眠っている最中に何かをインプットしようと躍起になっても、結局、睡眠の質を下げてしまい本末転倒となりかねません。

その5 睡眠不足は、キレやすい子、心の安定を欠きやすい子をつくる

睡眠不足が続いているときは、イライラしたりモヤモヤしたりしがちなものです。そんなとき、脳では何が起きているかを調べたユニークな実験があります（図10、59ページ）。

睡眠時間を4時間に制限した人たちと、8時間睡眠をとっている人たちとに、3枚の顔写真を見せます。自然な表情、幸せそうな笑顔、怖れか困惑を感じている表情、どれかの写真がパッと出されます。

人は、自然な表情や笑顔には安心感を持ちますが、怖れを感じている顔を見ると、ぎょっとして不安になったりモヤモヤしたり、負の感情を抱きます。そのときに、fMRI検査で脳の変化を調べる実験が国立精神・神経医療研究センターで行なわれました。その結果、感情の制御の働きをする脳の「扁桃体（へんとうたい）」は、見せられた画像が幸せそうな場合は変化しませんが、不安そうな画像では変化があらわれます。画像による不安な感情を目にするのは一瞬のことですが、扁桃体が元に戻るまでの時間を計る

と、睡眠不足の人は長く、よく寝ている人たちに比べて、戻るまでに時間がかかります。不安や困惑といった感情が尾を引きやすいことがわかりました。

このことから、**睡眠不足が慢性的になっていると、ネガティブな感情が持続しやすい**と言うことができます。単に性格・気質的なものではないということです。

睡眠不足は、子どもの心の成熟にも影響します。

あなたのお子さんには、こんな症状は見られませんか?

・イライラして、怒りっぽい
・すぐにカッとなって、攻撃的な衝動を抑えられない
・ちょっとショックを受けると、メソメソ泣いてしまう
・注意力が散漫
・集中力がなく、飽きっぽい
・いつもだるそうで、覇気がない

もし当てはまるようなら、それは性格、気質的なものではなく、睡眠に問題があるのかもしれません。

図10　睡眠不足と感情の安定

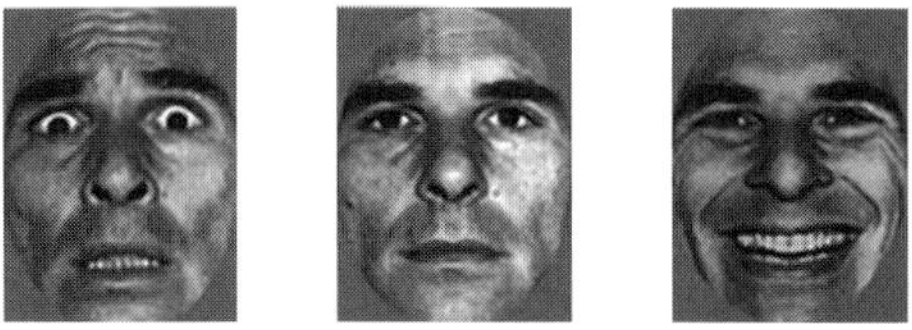

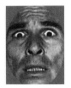

fear
怖れか困惑を感じている表情

neutral
自然な表情

happy
幸せそうな笑顔

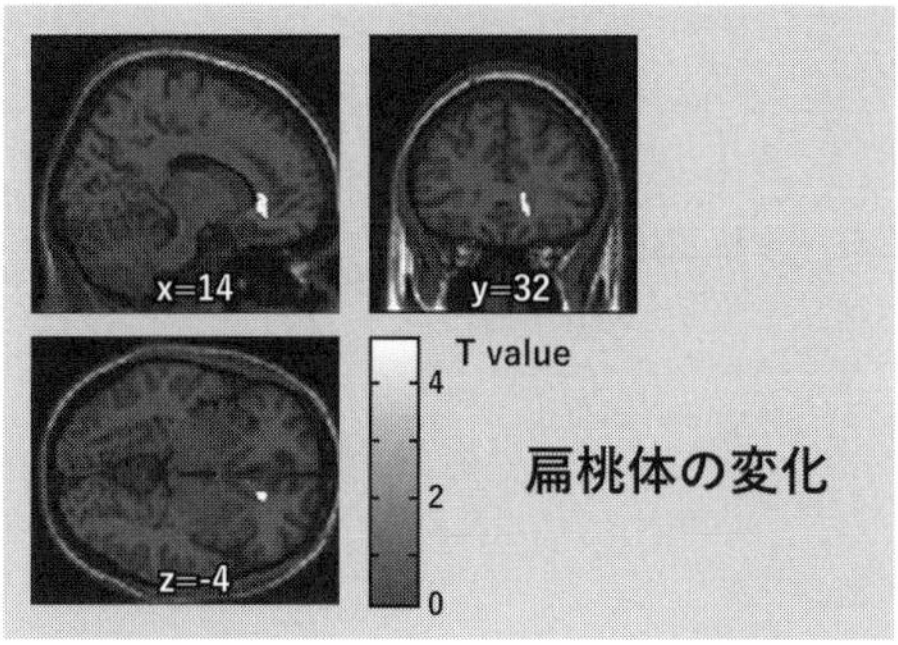

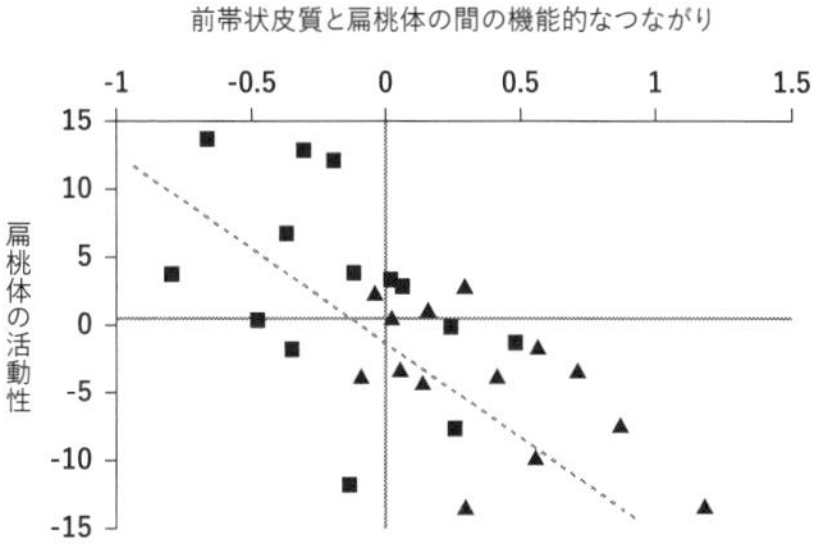

20代の健常成人による実験的研究で4時間（5日間）の睡眠では、8時間（5日間）の睡眠と比較して、不快な感情刺激（他人の怒りの表情を見る等）によって気分が悪化しやすく、喜怒哀楽が暴走しないようにするブレーキ（前帯状皮質と扁桃体の間の機能的なつながり）が効きにくくなっていることが機能的MRI（fMRI）で示された。

出典：Yuki Motomura , Shingo Kitamura, Kentaro Oba, Yuri Terasawa, Minori Enomoto, Yasuko Katayose, Akiko Hida, Yoshiya Moriguchi, Shigekazu Higuchi, Kazuo Mishima Sleep Debt Elicits Negative Emotional Reaction through Diminished Amygdala-Anterior Cingulate Functional Connectivity PLOS ONE www.plosone.org/ February (2013) Volume 8, Issue 2

アメリカのある研究によると、**小さいころに眠りの質が悪かった子は、キレやすい傾向になる**という調査結果もあります。

子どもの心の発育問題は、脳の発達とも深く関係しています。

脳は、基本的に「後ろから前へ」という流れで発達します。

後頭葉→側頭葉→頭頂葉→前頭葉の順です。

最後に発達する前頭葉は、行動の計画を立てる、判断する、洞察する、衝動をコントロールする、といった重要な役割を果たす領域です。いわば、人としての知的判断・行動をになっているといえる部位です。

なかでも、いちばん後に成熟するとされているのが、前頭葉の前のほうに位置する前頭前野（ぜんとうぜんや）。感情や衝動を抑制する働きをする前頭前野がきちんと発達し、脳のほかの領域とのネットワークが強くなることで、感情の高まりがコントロールされるわけです。

最近の研究では、その前頭前野の抑制システムができ上がるのは、「プロローグ」でも述べましたが、25歳くらいだと言われるようになりました。

思春期の子どもたちのキレやすさ、衝動性などがいろいろと話題になりますが、そもそも**思春期の脳は、不安や恐怖の感情を生む扁桃体が過活動になる一方、感情を抑制する前頭前野が未成熟なため、ブレーキがかかりにくい**という特徴があるのです。

睡眠不足や睡眠障害は、ホルモンバランスや生体機能の乱れを引き起こし、育ち盛りの順調な脳の発達を妨(さまた)げてしまうおそれがあります。

近年、大幅に増加して社会問題化している**「不登校・ひきこもり」のきっかけも、睡眠障害と密接につながっている**ことがわかっています。

その6 睡眠不足は、太りやすい

睡眠不足は、肥満のリスクも増やします。

図11(62ページ)は、富山県の小学校で、1年生の児童を対象に睡眠時間と肥満度を調べたものです。

睡眠時間が8、9時間を下回ると、肥満児の比率が高くなります。

10時間睡眠をとっている子を1とすると、睡眠が8時間未満の子が肥満になる危険度は、男児で約5・5倍、女児で約3倍です。

図11　睡眠不足と肥満（日本の小学校1年生）

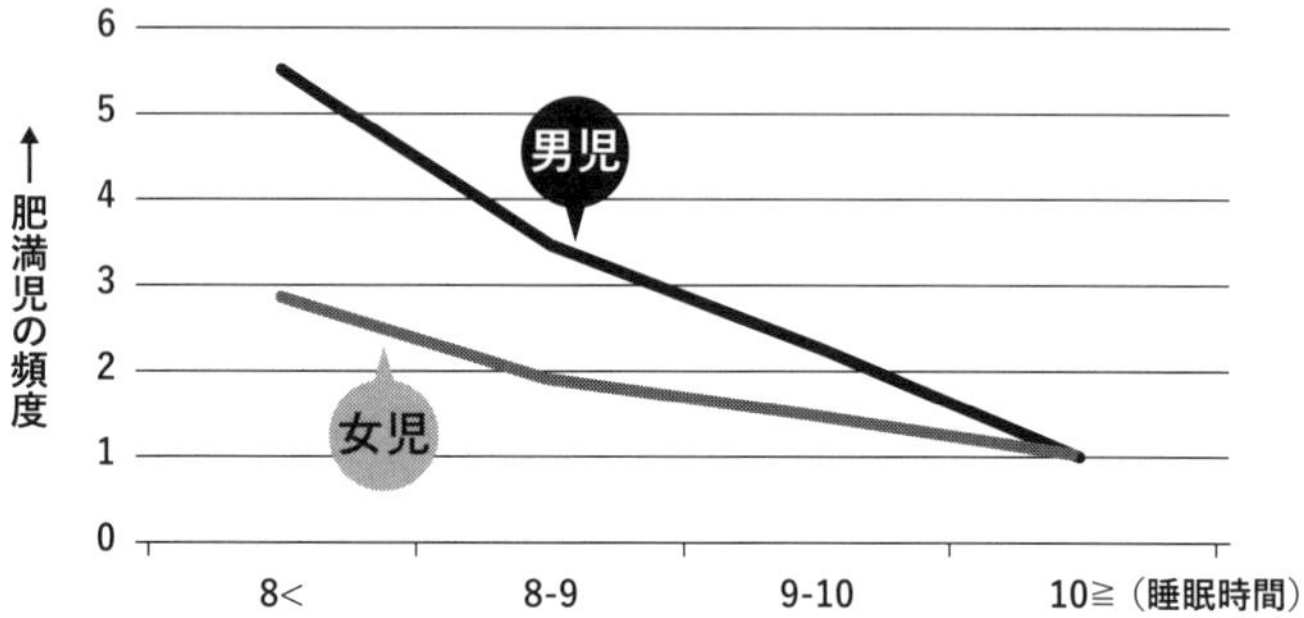

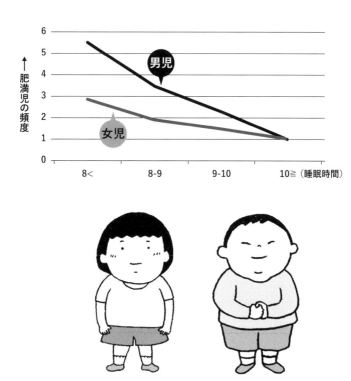

出典：A dose–response relationship between short sleeping hours and childhood obesity: results of the Toyama Birth Cohort Study Michikazu Sekine, Takashi Yamagami, Kyoko Handa, Tomohiro Saito, Seiichiro Nanri, Katsuhiko Kawaminami, Noritaka Tokui, Katsumi Yoshida, and Sadanobu Kagamimori Child:care, health and development, (2002)28,2,163–170

どうして睡眠不足だと太りやすいのでしょうか。

ひとつの理由は、**食欲を制御しにくくなる**ということ。

睡眠時間が減ると、食欲増進ホルモン「グレリン」の分泌が増え、食欲抑制ホルモン「レプチン」が減ります（図12、65ページ）。それで膨らむ食欲を抑えられなくなりやすいのです。

もうひとつ、**代謝が悪くなるから**ということも考えられています。

睡眠不足だと成長ホルモンの分泌が減るという話をしましたが、成長ホルモンには代謝を促す働きもあります。

実際、健康な若者に睡眠制限をする10日間の実験に参加してもらったところ、耐糖能低下、夜間血中コレステロール値上昇、交感神経の活性上昇などが見られました。代謝機能が落ち、糖尿病、高脂血症、高血圧のリスクが高まった、要するに**メタボリックシンドロームに似た代謝がカラダのなかで起こった**と考えられます。

健康な若者でも、10日間睡眠時間を減らしただけで、生理的にこのような変化が起きて、カラダの代謝が変わってしまうわけです。

これは、健康な人で行なった実験なので、彼らは睡眠時間を戻せばすぐに元に戻りますが、これが長い間、**習慣的に続いている場合、代謝しにくい体質になってしまう**可能性があります。それが子どものころから始まってしまうと考えると、実に怖いですね。

もちろん、太りやすい背景には、偏食だとか、運動不足ぎみだといった生活習慣も関係しているでしょう。

私は、子どもの場合、睡眠のトラブルが先にあることが多いのではないかと考えています。

例えば、

睡眠時無呼吸症があって、寝苦しい。

←

睡眠時間そのものはけっして短くはないけれど、睡眠の質がよくないため、ホルモンバランスが乱れて、食欲の抑制がききにくくなり、スナック菓子などの間食が増えてしまう。

図12　睡眠不足と食欲

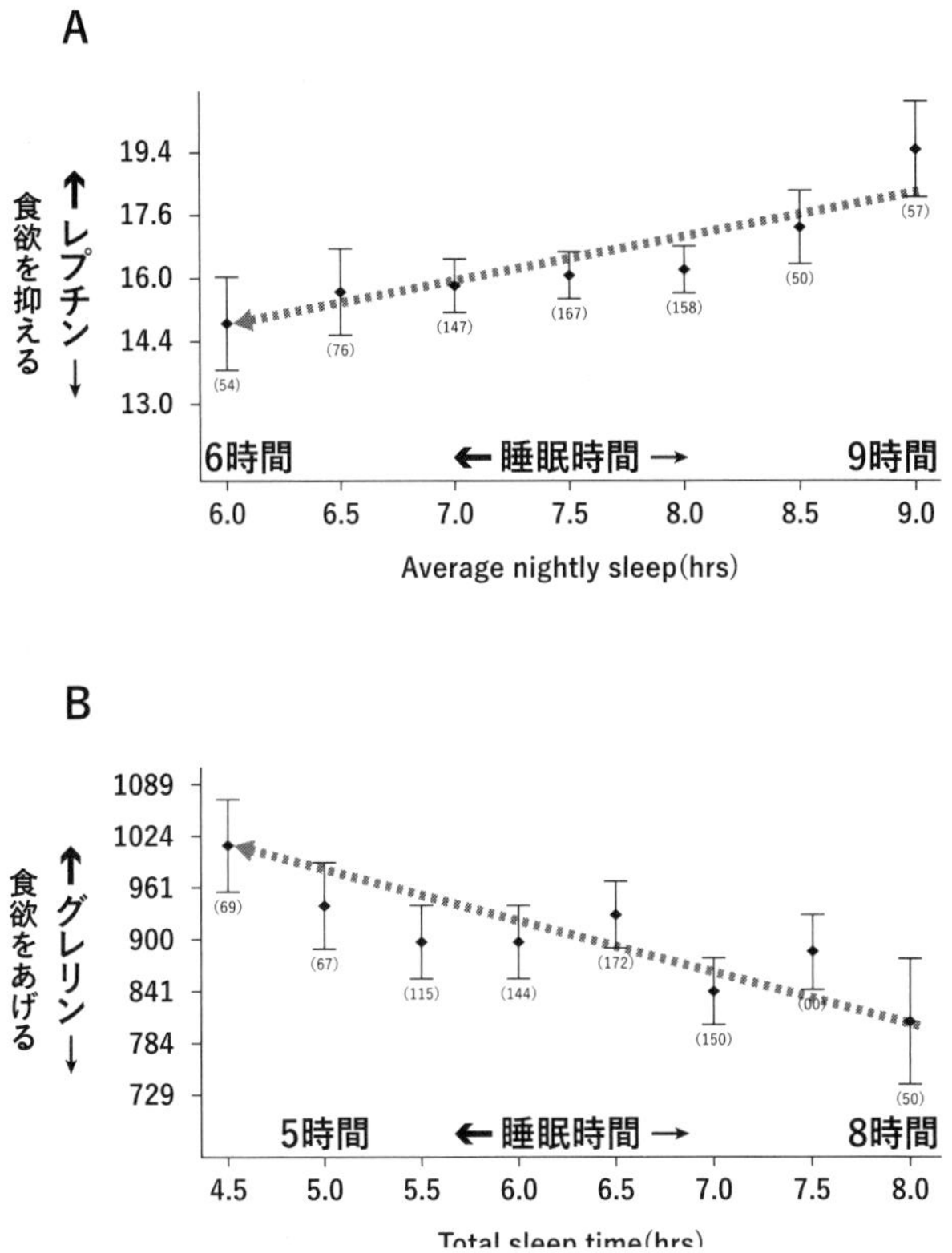

出典：Taheri S Short sleep duration is associated with reduced leptin, elevated ghrelin, and increased body mass index PLOS MEDICINE. (2004)

↓
カラダがだるく、運動するのを面倒くさがる。
↓
こうして肥満化の道をたどりはじめる。

体重が増えるとカラダの動きが思うようにいかなくなり、いっそう運動が好きではなくなってしまいがちです。こういう場合、睡眠時無呼吸症の治療をすることで負のサイクルを断ち切ることができます。

よい眠りは将来にわたってかけがえのない財産となる

睡眠の重要な働きは、まだまだあります。

よく寝る子どもは海馬が大きい?

脳の「海馬（かいば）」は側頭葉の奥深く、大脳辺縁系（だいのうへんえんけい）にあって記憶をつかさどる領域です。

図13　睡眠時間と海馬

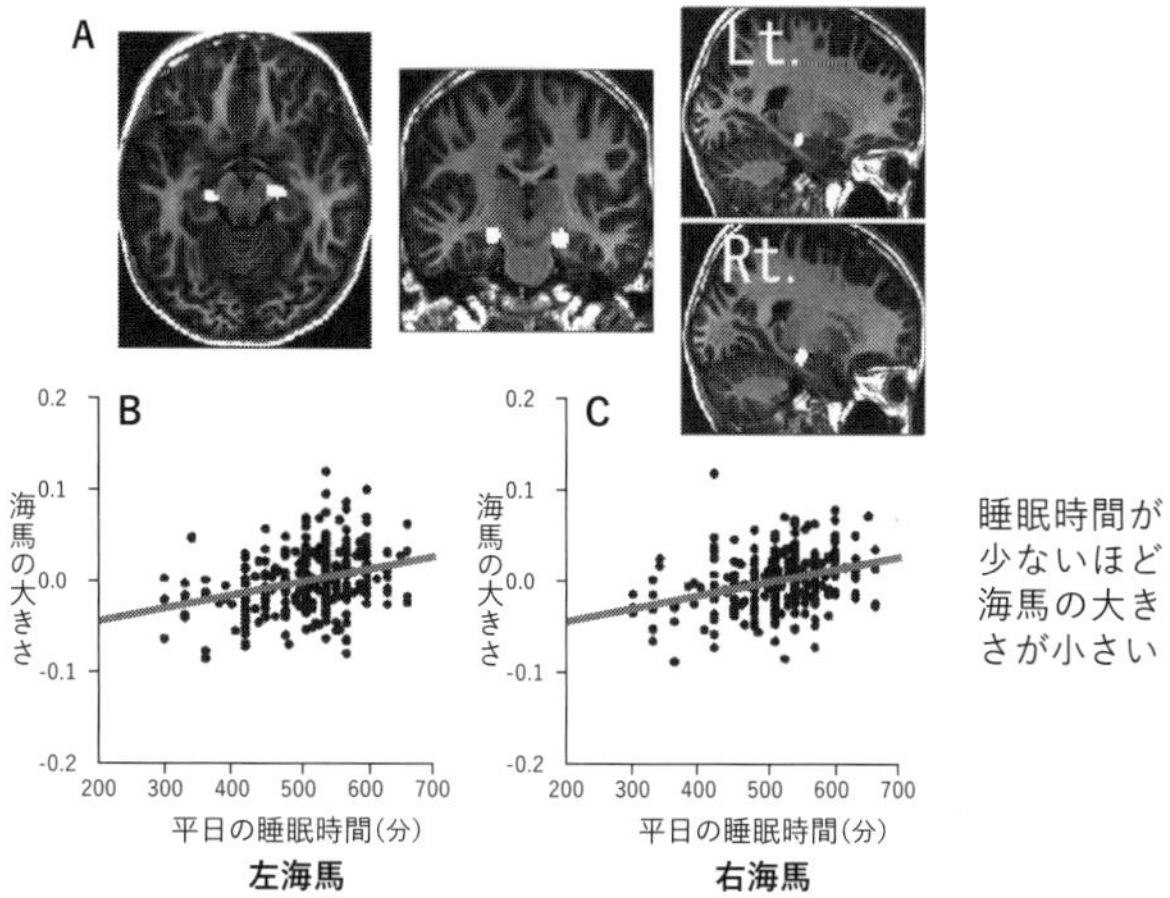

出典:Y. Taki et al. Sleep duration during weekdays affects hippocampal gray matter volume in healthy children. NeuroImage 60 (2012) 471–475

睡眠は、その海馬の発育を助けて大きくします。睡眠不足が続いたり、質の悪い睡眠が続いたりすると、海馬の成長に大きく影響する可能性があります。

東北大学加齢医学研究所の瀧靖之教授らの調査によると、健康な小児の頭部MRI画像で、海馬の体積を測定した結果、小児期の平日の睡眠時間と海馬の体積に相関が見られたと報告されています（図13）。つまり、睡眠時間を十分にとっている子どもは、睡眠時間が短い子どもに比べ、海馬の体積が大きいということになります。

この研究がインパクトが大きいのは、アルツハイマー型認知症における海馬の萎縮の関連が報告されているからです。

だからといって、アルツハイマー型認知症と子どもの睡眠が直接関連するという根拠にはなりませんので心配する必要はありませんが、子どものときのきちんとした睡眠時間・習慣は脳を創り、将来の人生にも影響する、ということは理解しておく必要があります。

睡眠中の脳のクリーンシステムと認知症

もうひとつ、認知症のリスクに関して、こんなこともわかってきています。

睡眠中に脳のなかで行なわれていることについて、近年注目されるようになった新しいトピックに**「グリンパティック・システム」**というものがあります。脳の老廃物を除去して、脳のメンテナンスをしている大切な機能です。

スタンフォード大学の西野精治教授も参加した実験で、マウスに睡眠抑制をかけたところ、脳内に「アミロイドβ」をはじめとするタンパク質の老廃物がたまることがわかりました。特定の睡眠薬を使ってマウスを眠らせると、老廃物は減ります。このことは睡眠がグリンパティック・システムの働きに影響を及ぼすことを示しています。

そして、**睡眠中に、脳では老廃物の排出作業、いわば「脳のゴミ掃除」が行なわれている**ということがわかってきたのです。**睡眠不足だと、その排出作業が十分に行なわれなくなってしまう**のです。

さらに近年の研究により、アミロイドβなどの老廃物が脳に沈着すると、アルツハイマー型認知症になるリスクが高くなることも明らかになってきました。

老廃物が脳に沈着しないようにするためには、若いときから睡眠をきちんととり、グリンパティック・システムが効率よく行なわれることがリスクを減らすことになる可能性があります。

睡眠不足は、実にさまざまな健康被害をもたらします。

子どもにとって、よい眠りをとることは、健やかな成長や毎日の生活のために重要であるだけでなく、将来的な心身の健康のためのかけがえのない財産にもなるということをわかっていただけたでしょうか。

次章では、よい眠りを得るにはどうしたらいいのか、その習慣と工夫の話をしましょう。

第2章

できる子に育てる！グッドスリープの習慣と工夫

体内時計のリセット、朝から始めるのがベスト

子どもの生活も夜型化が進み、就寝時間が遅くなっています。

日本小児保健協会が実施した調査によると、夜10時以降に寝る3歳児の割合は、1980年が約22％、1990年が約36％、2000年が52％と増えています。3歳児の半数以上が夜10時過ぎまで起きているようになったことは、日本の子どもたちがいかに夜ふかし傾向にあるかをあらわしています。

「睡眠時間を増やしましょう」「生活習慣を正しましょう」と言うと、皆さん、まずは夜ふかしをあらためようとします。もちろんそれはそれで必要なことなのですが、実際問題としてはなかなか難しい。数日はできても、いつのまにか元に戻ってしまう……というのが実状ではないでしょうか。

厚生労働省の21世紀出生児縦断調査によれば、お母さんが就業している家庭は、子どもの寝る時間が遅くなる傾向があります。そしてワーキングマザーの比率は7割を

超えています。イクメンのお父さんたちも増えているとはいえ、仕事に、家事に、子どもの世話にと親御さんたちも忙しい毎日です。ついつい就寝時間が遅くなってしまうのも避けがたいことです。

とくに幼い子どもを寝かしつけるのは、時間とエネルギーのいること。早寝をさせたいと思ってはいても、なかなかそれがままならない、というのが現実だと思います。

いまの時代の生活パターンから考えて、**夜ふかしをやめようとして無理をするよりも、自然なかたちで体内時計のリズムをリセットすることから実践したほうがいい、**私はそう考えています。

1日は24時間です。しかし、私たちのカラダが持っている1日のリズム（サーカディアンリズム）は、実は24時間きっちりではありません。実際には、24・2時間くらいなのです。サーカディアンリズムは、前述のとおり日本語で「概日リズム」ともいいますが、まさに「概ね1日」であって、24時間よりちょっと長いのです。

そのため、何の調整もしなければ、毎日、生活時間帯が少しずつ後ろにズレていくのが普通なのです。

そこで、**われわれの脳は、日々、体内時計をリセットしています。**

そのリセットを行なうスイッチとなる調節機能のひとつが、**朝の光を浴びることな**のです。

朝の光を浴びることで、視交叉上核にある体内時計（マスタークロック）が時間を調整、その信号を全身の末梢時計に送っています。

こうした**カラダのメカニズムを活用して、体内時計をしっかりリセットすると、規則正しい生活ができます。**また、**乱れてしまった生活のリズムも変えやすくなる**のです。

カラダのリズムは絶えず変化しています。ですから、私たちはつねにリセットをくり返していかなくてはなりません。そのリセットのコツを、早くから子どもに体得させておきます。

自分の眠りのコンディションを、ひいては毎日の生活のリズムを上手に整えることは、自分の潜在能力を１００％引き出すための基本です。

カラダの持っている優れた機能を、上手に活かしましょう。

睡眠習慣の改善は、体内時計のリセットから！
それも「朝から変える」がベスト！

まず、夜ふかしから改善しようとするから、うまくいかないのです。

リズムリセットのための5つのチェックポイント

次の5つの項目について振り返ってみてください。

1 起きる時間は一定にしていますか？
2 朝起きたら、太陽の光を浴びていますか？
3 朝食をはじめ、規則正しく食事を摂っていますか？
4 日中に運動をしていますか？
5 眠りやすくするためのルーティンはありますか？

遅寝遅起きになってしまいやすい家庭では、この5つの視点を持っていないことがほとんどです。実は、これらができていないことが、生活習慣を変えられない原因につながっているのです。

その1　起床時間は一定にする

まず何を変えるか。

起きる時間を一定にするところから始めましょう。

遅く寝た翌日も、起きる時間は必ず一定にする。

「でも、平日は寝不足が続いているから、せめて週末や休日くらいはゆっくり眠りたい。そうでなければ、それこそ睡眠負債がたまってしまう」

こんなふうに思っている方が多いのです。

しかし、寝足りない分を休みの日に補おうとすることがリズムを崩す最大の原因。平日にいくら規則的なリズムができつつあっても、週末が不規則になることでまた振り出しに戻ってしまいます。

とにかく、週末の朝も平日と同じ時間に起きましょう。

睡眠時間を延ばす場合は、夜寝る時間を早める。それも一気に変えるのではなく、15分くらいから少しずつ早めていくとよいでしょう。

その2 朝、太陽の光を浴びる

体内時計のリセットにいちばん効果的なのが、**朝、太陽の光を浴びる**ことです。

太陽の光というと、まぶしい陽ざしを連想しやすいですが、曇りの日でも雨の日でも、朝になって太陽が昇れば、明るくなりますよね。太陽光の照度は、昼間3万ルクス以上といわれています。曇った日でも、屋外では1万ルクス以上の明るさがあります。太陽光は、脳を目覚めさせるのに最強の刺激なのです。

朝起きたら、窓を開けて朝日を浴びましょう。いちばんいいのは、散歩がてら**外に出て太陽の光を浴びる**ことです。

最近は、太陽の紫外線が健康によくない、日焼けは皮膚の老化を招くと盛んに言われるようになりましたが、それは長時間にわたって直射日光を浴びつづけたときのことです。適度に太陽光を浴びることで、細胞は活性化しますし、ビタミンDを生成して骨密度も上がります。

屋外に出ないまでも、カーテンを開け、窓辺で自然光を浴びるだけでも効果的です。陽の差し込む窓辺では、曇りや雨の日でも2000ルクス前後の照度があるとされています。

睡眠障害で朝起きられない人の治療法に、「光療法」というのがあります。5000ルクス以上の高照度の部屋で、30分~1時間程度の治療することで、崩れてしまった体内リズムを治すというものです。

人工の光でも、脳を覚醒させるのに有効なのです。

その3 朝食をきちんと食べる

体内時計は光でリセットされますが、**食事を摂ることもまた、体内時計のリセットになる**のです。

食事を摂ることは、ものを噛む、飲み込む、消化する……というように、カラダの各部が機能します。胃や腸だけではありません。例えば、肝臓にも末梢の体内時計があります。食事をすることで、肝臓も血液の量が変わったり、栄養を調整したりしています。

朝食は、「1日が始まった。さあ活動開始です！」の合図。ですから、朝食を抜いてしまうと、カラダのあちこちに活動開始のサインが行き渡らず、カラダがしっかり目覚めないことになるのです。

もちろん、昼食も夕食も規則正しく摂ることが望ましいのですが、**朝食は、睡眠と覚醒のリズム、代謝の面からのリセットボタンとしてはとくに重要**です。

その4　日中に運動をする

昼間はカラダを動かしてたくさん遊んだり運動をしたりして、夜は疲れてコトンと眠る――これが最も自然な子どもの姿です。

しかし、いまの子どもたちは、遊ぶといっても室内でゲームなどをすることが多く、肉体的にほどよく疲れていないのです。ゲームで脳だけは興奮状態になり、脳とカラダの疲労度がアンバランスになりがちです。

「眠気はカラダの疲れに比例する」とも言われます。

昼間、カラダを使って活発に活動することが、寝つきをよくし、眠りそのものの質もよくします。昼は体温が上昇しますが、夜に向けて徐々に体温も下がります。昼間の活動量が少ないと、1日の体温の上下動のコントラストがつきにくくなるのです。**「動」と「静」のメリハリをつけることが肝心。昼間、活動的に過ごすほど、夜も眠りやすくなる**のです。

その5 眠りに入るためのルーティンをつくる

「早く寝かさなくては」と無理やりふとんのなかに入れたところで、カラダが眠る態勢になっていなければ、子どもは寝てくれません。

お勧めしたいのは、**眠りにつきやすくするために、決まったルーティンをつくる**ことです。リラックスして寝つきやすくするための条件付けをします。

そして、毎日寝る前は必ずそのプロセスをたどりましょう。いわば、一連の行動を「入眠のための儀式」にしてしまうわけです。

例えば、夜8時になったらテレビを消す。

お風呂に入る。

パジャマに着替える。

歯みがきをする。

トイレに行く。

ふとんに入る。

……眠りに向かうための一連の行動を「入眠のための儀式」として、毎日同じようにくり返してカラダに染み込ませます。

すると、テレビを消すと、それが子ども自身の自発的な意思ではないにしても、眠るための一番目のスイッチをオフにすることになります。**スイッチをひとつずつオフにしていくことで、眠りへの準備が整っていく**のです。

これは、幼いうちから始めたほうがいいです。

起床と朝食のリズムが脳とカラダをいい循環に変える

「早寝・早起き・朝ごはん」

このフレーズを聞いたことはありませんか？

これは、子どもたちの生活改善を目的として、文部科学省が平成18年度から提唱しはじめた運動です。

生活リズムと体内時計のズレが、子どもたちのカラダと心にさまざまな問題を引き起こす原因と考えられるので、その改善をしていこうというもの。子どもたちに規則正しい生活習慣を身につけさせ、生活リズムを整えてもらいたいと、自治体や教育委員会が主導してさまざまな取り組みを行なっており、実際に効果があると見られています。

朝ごはんを毎日食べている子どもは、学力調査の平均正答率も高い、運動能力においても体力合計点が高い、というデータがあります（図14、15）。

また、この**「早寝・早起き・朝ごはん」運動を実践している地域は、学校成績も上がっているところが多い**とされています。

早起きをして朝ごはんを食べるという「朝から変える」習慣が、子どもの潜在能力を引き出すことにつながっていると考えられます。

図14　学力調査の平均正答率

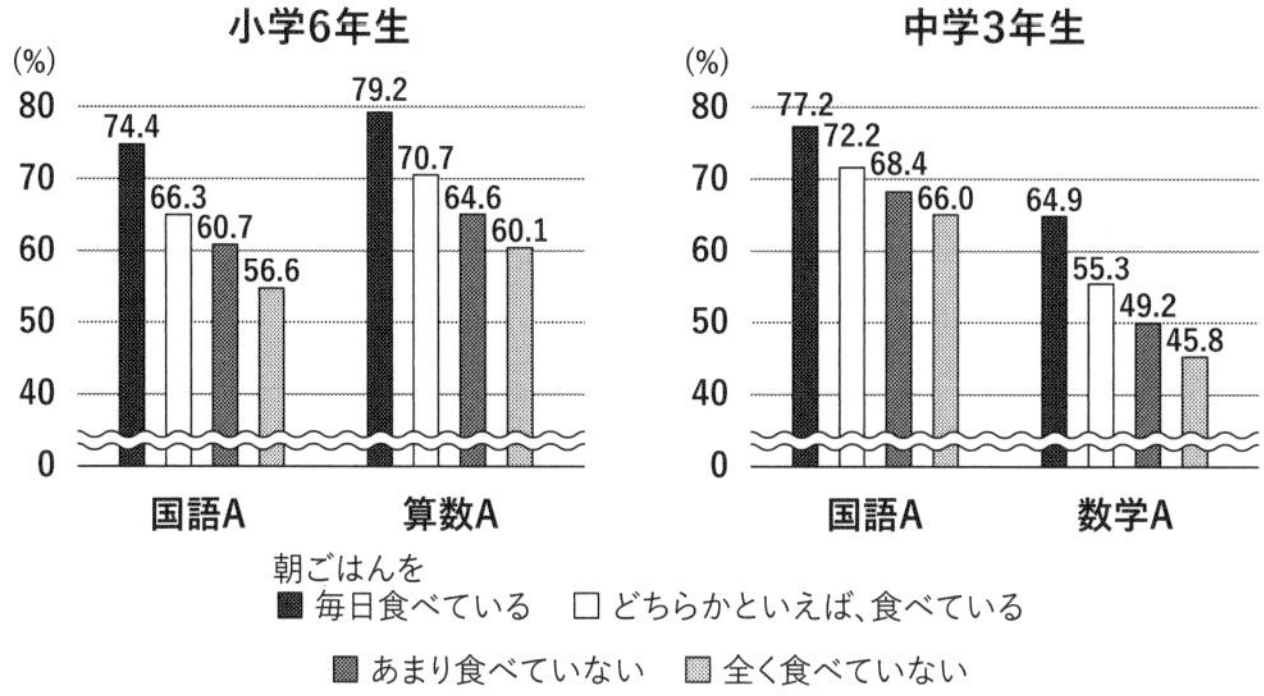

出典：文部科学省「平成 28 年度全国学力・学習状況調査」

図15　体力合計点

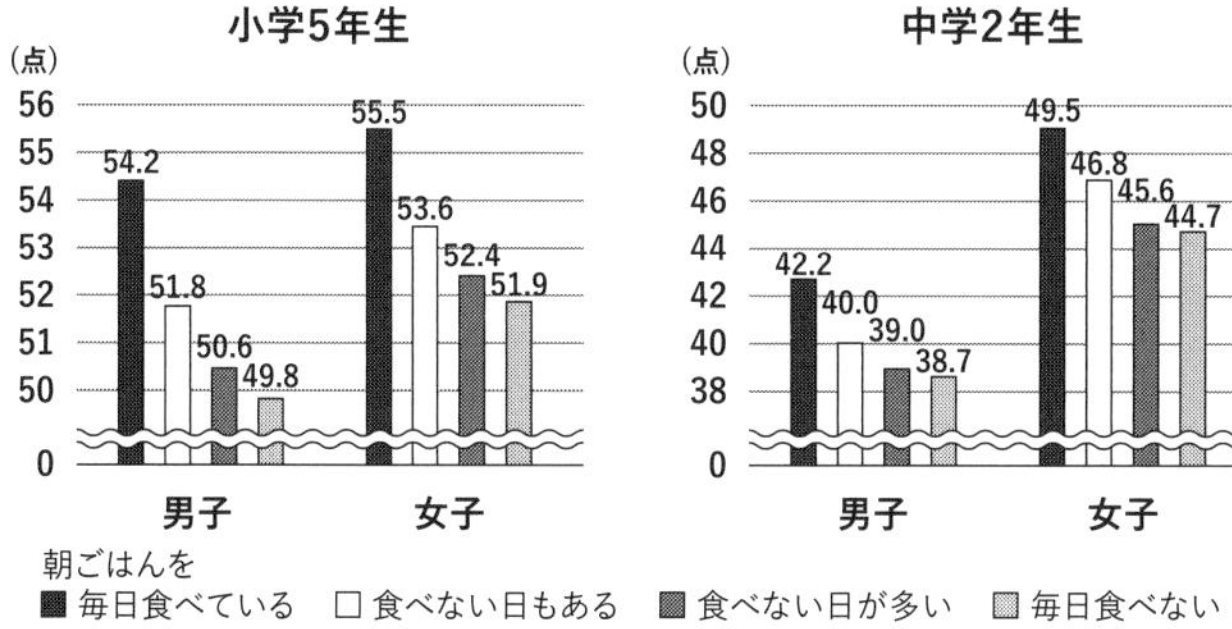

出典：スポーツ庁「平成 27 年度全国体力・運動能力、運動習慣等調査」

夜ふかしをして寝る時間が遅くなると、起きる時間も遅くなります。ぎりぎりの時間まで寝ていて、あわてて起きて学校に行くようになり、朝ごはんを食べる時間がなくなる。あるいは、脳やカラダがきちんと目覚めていなくて、ボーッとしていて食欲もわかない。

遅起きになると、朝食抜きになりやすいのです。

カラダにはさまざまな生体リズムがありますが、睡眠・覚醒も、健康的に生きていくためにカラダが必要としている生体リズムです。早く起き、光を浴び、活動的に昼間の時間を過ごし、夜によけいな光を浴びすぎなければ、自然な眠気で眠くなります。

本来のリズムを取り戻すことができると、睡眠の質もよくなり、目覚めもよくなります。朝早く起きられれば、朝ごはんもしっかり食べられるのです。

朝を起点としてリズムを整え直すことで、生活全般がいい循環へと変わります。それは当人にとって、間違いなく心地よいことなのです。

「○歳の子どもだったら、だいたい○時間は眠らないといけないんですよね」

「何時に寝かせないといけないでしょうか？」

時間のことを気にされる親御さんがよくいますが、その子にとって必要な時間はそれぞれ違います。年齢によってもどんどん変わっていきます。

眠りをよくする鍵は、「時間」と「質」と「リズム」だと言いました。時間は確かに大事な要素ですが、時間ばかりにとらわれず、**まずは眠りの質とリズムをよくする工夫をしましょう**。そのうえで、時間確保を考える。そういう順番で行なうのが、現実に即した睡眠改善法ではないかと思います。

光刺激のコントロールが必要だ！

睡眠と覚醒のリズムを正し、眠りの質を上げるためにとくに気をつけていただきたいのが、**光の取り入れ方**です。

朝、しっかりと光を浴びるとともに、夜は光の刺激を避ける工夫が必要です。

日本の社会は、夜になってもとにかく明るい。つねに照明で明るく照らされたなかで生活していることで、私たち現代人は、光がカラダのリズムにもたらす影響にまったく無頓着になってしまっています。

例えば、**深夜営業のコンビニの照明は、1800ルクスくらい**あります。夜の11時過ぎにそんなに明るい光を浴びてしまうと、感受性の鋭敏なお子さんなら、体内時計が狂ってしまって眠れなくなります。

多くの子どもたちが塾通いをしていますが、塾では、煌々とした明かりのもとで小学生、中学生が夜の9時、10時まで勉強しています。

明るいのは照明だけではありません。

大人も子どもも、1日の多くの時間をデジタル端末と向き合って過ごしています。あの**ブルーライトには、強い覚醒刺激**があります。脳を起こす光刺激を過剰に受けつづけることで、私たちのカラダが持つ本来の睡眠・覚醒リズムは完全に乱されているといってもいいでしょう。

では、そんななかでどうしたら生体リズムを整え、よい睡眠を得られるか。光に関する注意事項を整理してみました。

その1　寝る前はブルーライトを避ける

光は日中浴びると覚醒度を高めるのですが、**夜に浴びすぎると、眠りのホルモン「メラトニン」の合成、分泌を抑制**させてしまいます。

可視光線のなかでも、とくに短波長のブルー系のライトは、メラトニンを圧倒的に減少させます。

テレビや、パソコン、スマートフォン、ゲーム機などの液晶ディスプレイからは、そのブルーライトが強く出ているため、脳を覚醒させ、夜に浴びつづけると脳がなかなか休息モードになりません。しかもディスプレイというのは、まさにその光をじっと見つづけるわけです。夜、遅くまでパソコン作業やスマホ操作をするのはよくない、というのはそのためです。

夜は、できるだけ光刺激をセーブする必要があります。**長時間、スマホ、ゲーム、パソコンなどをやりすぎないこと。寝る30分～1時間前は避ける**ことが大切です。

その2　ルールを決める

近年とくに懸念されているのが、中学生・高校生世代の子どもたちのスマホ依存傾向です。

昼夜分かたず、ずっとスマホをいじっている。夜中にやっているのを親に見つかると注意されるため、ふとんをかぶって寝たふりをしてSNSなどをやりつづけるようなケースが増えています。真っ暗なふとんのなかでスマホを見る子どもの姿を「スマホタル」と呼んだ学校の先生もいますが、ブルーライトを浴びる量がとりわけ多いのです。

メラトニンの分泌が妨げられて体内時計が乱れる。そのうえ、デジタル操作をしつづけていることで脳の興奮状態も続きますから、いっそう眠れなくなります。眠れないから、やりつづける。夜ふかしが進み、体内時計はますます乱れ、朝起きられなくなる。どんどん悪循環になっていきます。

夜型化が高ずると、自律神経が乱れて「起立性調節障害」になってしまうこともあります。これは、不登校になってしまう人に多い症状です。

体内時計が乱れている状態が継続するというのは、いってみれば、時差ボケが慢性的に続くようなものです。本人もつらい。不調を実感しています。しかし、その原因がカラダのリズムが狂ってしまっていることにあるとは、なかなか気づけないのです。

こうしたことを防ぐためには、各家庭でルールを設定することが必要でしょう。「テレビやゲームは1日何時間以内」と決めているご家庭も多いと思いますが、スマホについても「夜何時まで」というように、**夜間の使用時間や使い方の制限を設けます。**

こっそりふとんのなかでやることを避けるためには、「スマホを寝る部屋には持ち込まない」と決める必要があるかもしれません。

頭ごなしに禁止するのではなく、子どもがスマホやタブレット、パソコンを扱うようになったら、**ブルーライトの影響についてもきちんと説明し、子ども自身の自覚を促す**ことが大事です。子どもと話し合って「わが家のルール」を決めましょう。

その3

照明の明るさを調整する

最近は家庭用の照明器具も、ＬＥＤなど明るさや色合いを調光できるものが増えていますから、家のなかの照明を、部屋の用途や時間帯で見直してみるといいでしょう。

例えば、子どもの勉強部屋は、照度が高く白っぽい光のほうが脳の覚醒度も上がります。寝室やバスルーム、トイレなどは強い光を必要としませんから、あまりまぶしさを感じない暖色系の色味の照明がいいです。

リビングなどは、時間帯によって明るさを変え、朝は明るく、夜は明るさを落とした暖かい色合いの光に調整します。

こういった工夫をすると、カラダに自然なリズムが戻りやすくなります。

子ども部屋も、勉強する部屋で寝るのであれば、夜は照明の明るさを落とします。不登校児のご家庭に聞くと、まぶしい蛍光灯を、昼も夜もずっとつけっぱなしだというケースがよくあります。

光との付き合い方で大事なのは、メリハリです。**朝は、明るい光をしっかり浴びること。夜は光を避けること。**

寝るときには、基本、部屋を暗くしましょう。そして、朝はカーテンを開けて光を取り込みます。

例えば、朝、何度も起こさなければなかなか起きてこない子どもの場合、ベッドの位置やふとんの敷き方を変えて、カーテンを開けると光が入ってきやすくするだけでも、カラダが目覚めやすくなります。

眠りの質をよくする秘訣は「脳の温度」にあり

もうひとつ、睡眠の質を左右する大事な要素があります。

それは**体温変化**。

体温にも、1日のリズム（サーカディアンリズム）が働いています。昼は高く、夜になると低くなります。

いちばん体温が低いのは眠っているとき。真夜中から明け方前が最も低く、少しずつ上昇を始めます。午後4～6時ごろがいちばん高くなり、そこから徐々に下がるというリズム（図16）。これが、睡眠と覚醒に大きく影響しているのです。

その1 よい眠りは脳の冷却でもたらされる

質のよい睡眠をとるためには、体温変化の1日のリズムを上手に活かしながら、**「脳の温度」を速やかに下げる**ことが大事なのです。

しかし、脳の温度というのは、エアコンで涼しい風をあてたり、おでこを冷やしたりすれば下がるというものではありません。

脳や内臓などカラダ内部の温度のことを「深部体温」といいますが、カラダの表面部分をいくら冷やしても、深部体温は下がりません。カラダ内部を冷やすには、カラダそのものが持っている体温調節のメカニズムを存分に活かすことが大事です。

私たちの体内には、必要に応じて適宜「熱放散」と「熱産生」を行なって体温を調節する仕組みがあります。これをつかさどっているのは脳の視床下部。自律神経系の中枢でもあります。

図16　体温の日内変動

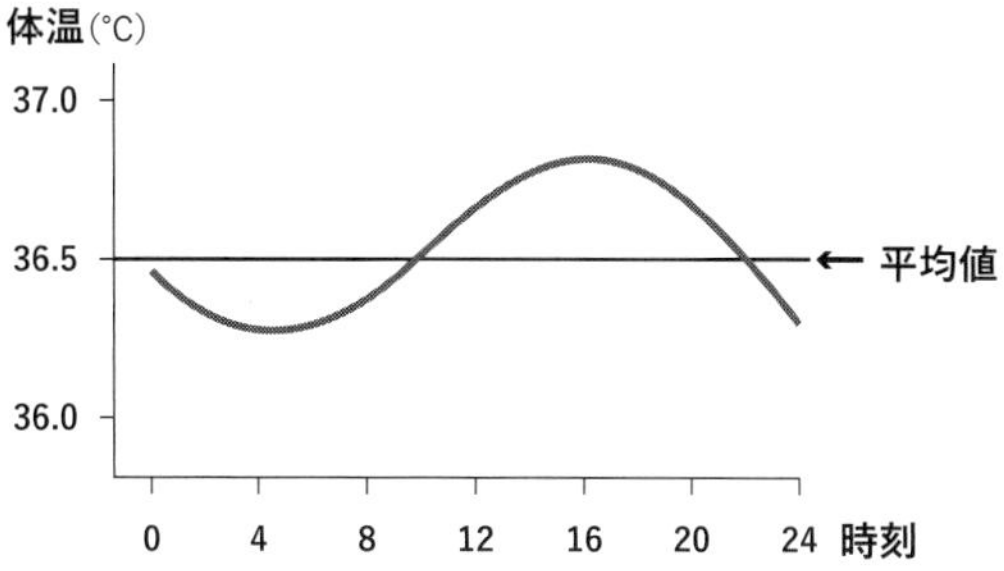

出典：Scales, WE., Vander, AJ., Brown, MB., et al Human CircadianRhythms in Temperatute, Trace Metals, and Blood Variables Journal of Applied Physiology 65(1988)1840-1846

例えば、寒いときにカラダがブルブル震えるのは、筋肉を収縮させることで熱産生を高めて体温を上げようとしているからです。また寒いときは、血管を収縮させ、皮膚からの熱放散が少なくなるようにコントロールしています。

一方、暑いときは、発汗したり、カラダの表面の血管を拡張させたりして熱を逃げやすくし、熱放散を活発にしています。

このようにわれわれは視床下部からの指令によって、体温調節システムが働いて、体温を安定させているのです。このメカニズムと、微妙に上下する1日のリズムとをうまく活用して脳温を下げられると、眠りの質はよくなります。

冷え性で手足の冷たい人は、ふとんに入ってもなかなか寝つけない経験があるのではないでしょうか。**冷え性の人は、体温調節のメカニズムがうまく稼働（かどう）していないことで、深部体温がスムーズに下がらなくなっているから、眠りにくい**のです。体内に熱をためられないのではなく、むしろ熱を逃がすのがヘタなのです。

興味深いことにクジラの大きなひれ（前足）は泳ぐ以外に、体温調節に重要な役割を果たしています。ひれの血液の流れを調節することで体温調節をしていますが、実は人間の赤ん坊も同じメカニズムを利用しています。

2歳くらいまでの乳児は、眠くなってくると手足がポカポカ温かくなってきます。脳の温度を下げて眠るため、脳から遠い手足の表面の血管に血液を流し、放熱をすすめます。**皮膚から熱を逃がしやすくすることで血液の温度が下がり、深部体温が下がる**ため、脳の温度も下がって、いつのまにかスヤスヤ眠ります。

このように、**カラダが自然に深部体温を下げようとするモードに入れば、スムーズに眠りにつく**ことができます。

脳の温度が急速に下降していると、深い眠りに入りやすくなることもわかっています。脳温がスムーズに下がると、質のよい眠りが自然と進むのです。

その2　脳温は、ただ下げるのではなく「上げて」「下げる」

では、日常、どうしたら脳温を下げて、スムーズに眠りに入れるようにできるでしょうか。

深部体温を速やかに下げるには、寝る前の体温が普段より少し上がっているほうがいいのです。

そのためにいいのが、**運動をする**こと。

運動をした日は寝つきも早く、よく眠れますね。もちろん肉体的な疲労もありますが、それだけではないのです。運動することで日中の代謝が上がり、深部体温が上がっているからなのです。

日中の最高体温が高いと、夜に向かって体温の下降曲線が大きくなります。脳温の下降が大きいと、下降速度が速くなります。そうすると、眠りやすいのです。それだけでなく、入眠後の眠りも深くなります。

つまり、**体温の日内変動の差が大きいと、寝つきがよく、最初に深いノンレム睡眠に入る「よい眠り」が得られやすい**のです。

昼間あまり動かずに、メリハリのない生活をしていると、1日の体温変動があまりなく、夜になっても脳温が急速に下がるという状態になりません。それで、眠りにくくなってしまうのです。

眠りのコンディションをよくするためには、**深部体温を「上げて」「下げる」**——。このことをぜひ覚えておいてください。

その3　眠りをよくするお風呂の入り方

深部体温を「上げて」「下げる」のに効果的な方法には、入浴もあります。

熱めのお湯のほうが温まりそうな気がするかもしれませんが、熱すぎるお風呂は脳に覚醒の刺激を与えてしまいます。また、熱いお風呂にはゆっくり浸かっていられないので、カラダの内部までは温められず、深部体温を上げることになりません。

図17　入浴による深部体温変化のイメージ

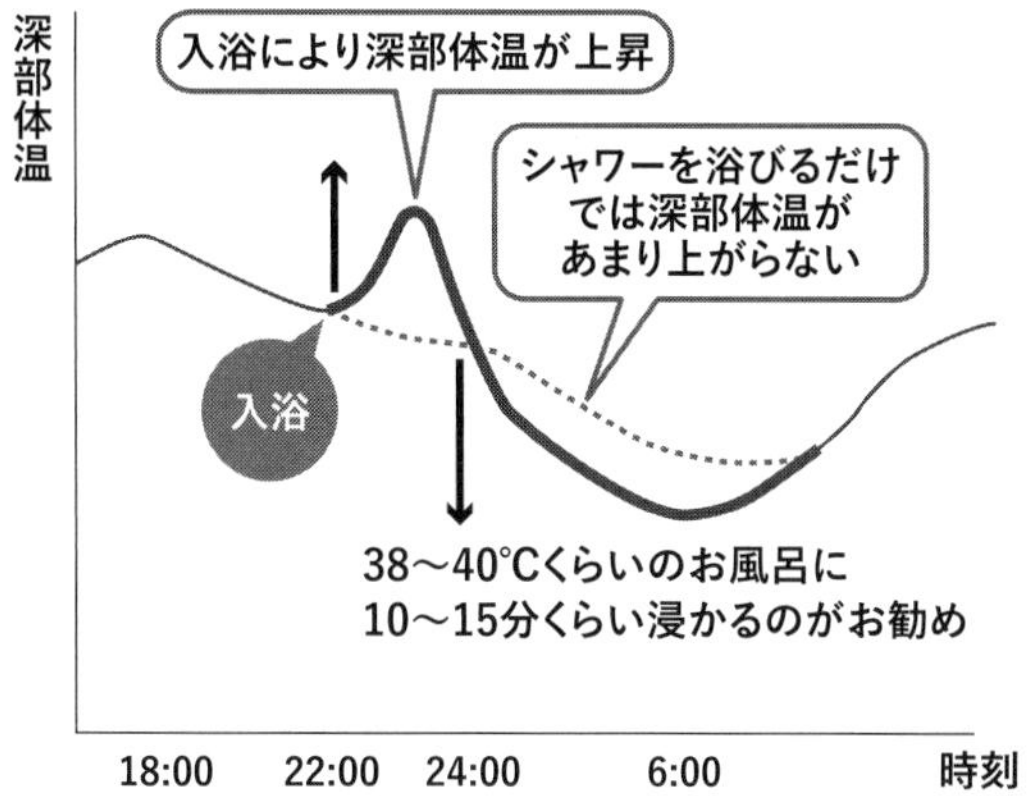
深部体温
入浴により深部体温が上昇
シャワーを浴びるだけでは深部体温があまり上がらない
入浴
38〜40℃くらいのお風呂に
10〜15分くらい浸かるのがお勧め
18:00
22:00
24:00
6:00
時刻

就寝1時間前くらいに38〜40℃くらいのお風呂に10〜15分くらい浸かるのがお勧めです（図17）。

入浴後すぐのカラダがポカポカしているうちは、カラダが熱放散をしている段階。深部体温はそんなにすぐには下がりませんから、このときにはまだ眠くなりません。お風呂上がりの子どもを、湯冷めしないうちに早く寝かせようとしても、なかなかすんなり寝てくれないのは、まだ深部体温が下がりはじめていないからです。

カラダが熱放散をし、発汗が進むことで、体温が下がりやすくなります。

カラダ内部、深部体温が下がりはじめ

るのは、入浴後60～90分くらいからです。湯船に浸かっていた時間やカラダの大きさ、その人の代謝によっても時間は異なります。

入浴によって上がっていた深部体温が下がりはじめると、脳の温度も下がり、自然な眠気がやってきます。

なお、湯船に浸からずに短時間でシャワーを浴びるだけだと、深部体温はあまり上がりません。

早く、深く、快適に眠れる寝具の条件

寝具メーカーのエアウィーヴ社とスタンフォード大学の西野精治先生の研究所とが共同で、深部体温と睡眠の質との関係を調べる実験をしたことがあります。

被験者をふたつのグループに分け、2種類のマットレスを使用して睡眠をとってもらいました。一方は高反発マットレス（エアウィーヴ）、もう一方は同価格帯のウレタン製低反発マットレスです。

その結果が図18（101ページ）です。高反発マットレスを使用した場合は、入眠後すぐに深部体温がぐんぐん下がっています。低反発マットレス使用の場合は、深部体温の下がり方が鈍いことがわかります。

この顕著な違いはどこからくるのか。

それは**通気性**です。エアウィーヴのマットは、エアファイバーという特殊素材で作られており、通気性が抜群にいいという特性を持つため、体温の下降をスムーズに促すのです。

この実験では、睡眠中の脳波の計測もしました。

その結果、**深部体温の低下が迅速なほど、ノンレム睡眠の深睡眠に到達するのも早い**、つまり深い眠りに入りやすいということがわかりました。脳の温度がスムーズに下がると、深い眠りに到達するまでが早く、なおかつ深い眠りが多くなるのです。

さらに、最初に深い眠りが出ると、その後の眠りのリズムもよくなる、ということもわかりました。

脳温をスムーズに下げるためには、通気性のよい寝具を用いる必要があります。

マットレスを選ぶときに、皆さんがまず気にされるのは、硬さや厚さです。硬さが合っていないと寝にくいことは実感されているのですが、通気性まではあまり意識されていない方が多いです。

通気性のよいマットレスは、自然な体温調節つまり、入眠後のスムーズな深部体温の下降をサポートします。そしてこれが質の良い睡眠をもたらすのです。これは枕についてもいえることです。

肌に直接接触するカバー類、シーツや枕カバー、掛けぶとんカバー、あるいはブランケット、毛布などは、**吸湿性の高いもの**が望ましいです。汗をかくことが体温調節に深く関係してくるからです。

パジャマなどの衣類も、体温調節を邪魔しない素材かどうかを考えるといいでしょう。ジャージーやスウェット素材のものは、部屋着としては動きやすくくつろげますが、化学繊維のものが多いので、吸湿性、通気性という意味では眠りの質を高める衣類とはあまりいえないのではないかと思います。

電気毛布を使用する場合、就寝中もずっと温かくしておくと、カラダの自然な熱放

図18　脳の温度調節と睡眠の質

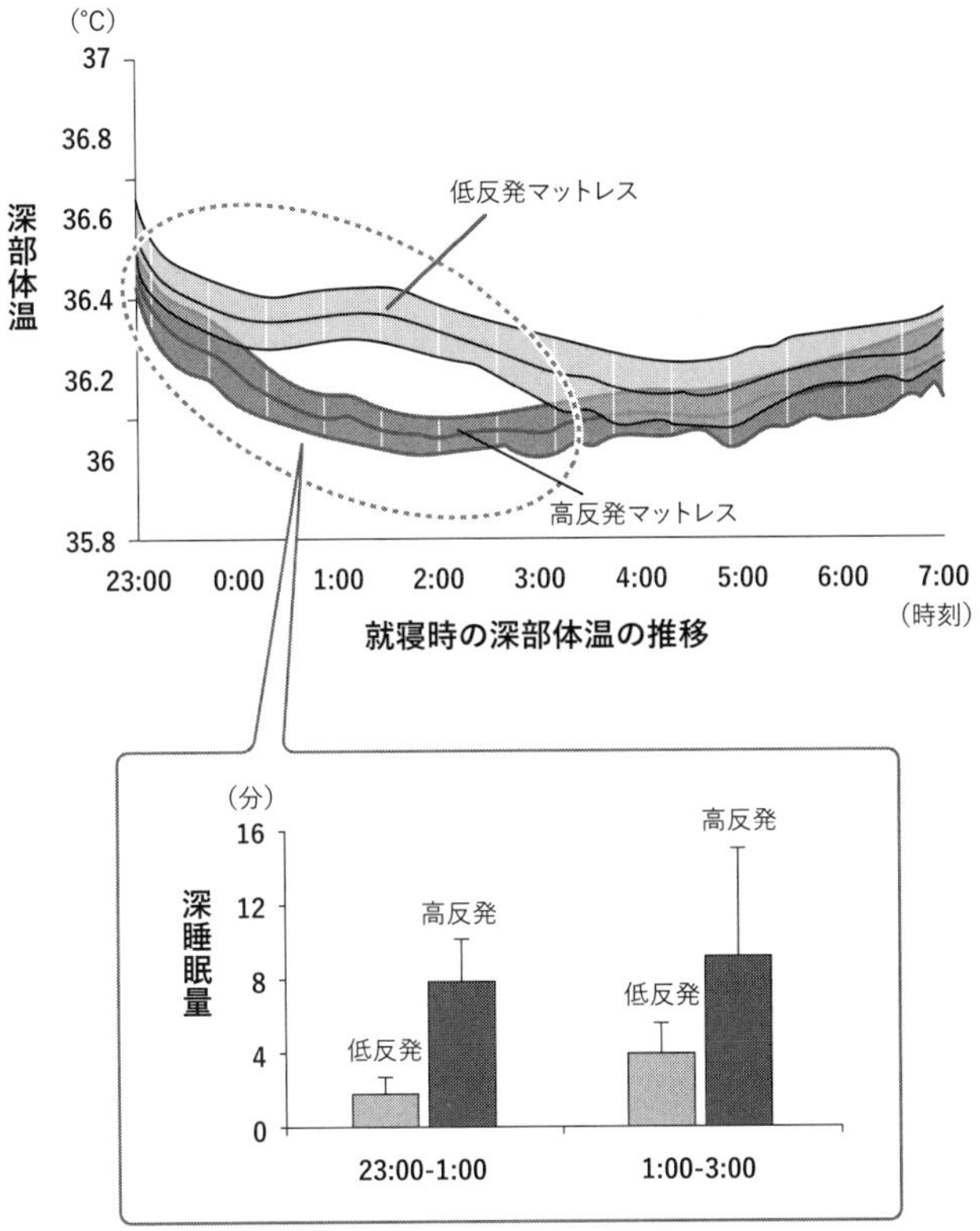

出典：Chiba S, Yagi T, Ozone M, Matsumura M, Sekiguchi H, Ganeko M, et al. High reboud mattress facilitate core body temperature drop and enhance deep sleep in the initial phase of nocyurnal sleep PLOS ONE(2018)

散を阻害してしまうことがあります。深部体温が下がらないので、眠りが浅くなってしまうことにもなりやすいのです。

上手に使うには、寝る前にふとんを十分に温めておき、ふとんに入ってからは温度を下げるとか、オフにするほうが、眠りの質がよくなると考えられます。

失敗しない昼寝術

昼間の眠気対策のために、効果的な昼寝のとり方についても触れておきましょう。

「昼食後、眠くなる」

と言う人がよくいます。

しかし実際には、**食事だけの影響ではありません**。ゴッホの『昼寝』にも描かれていますが、わが国でも江戸時代の農民が昼の暑い時間に休憩し昼寝をしていたことが文献から知られており、**人間には**、1日に2回眠気があらわれる、もともとのリズムがあると考えられています。**午前2〜4時ごろがピークとなる眠気のほかに、午後2**

～4時ごろにも小さな眠気の波が訪れるのです。

実は、就業中の作業ミスや交通事故の発生率は、夜間以外にもこの眠気の波が来る時間帯が多いことがわかっています。

集中力が落ち、パフォーマンスが上がらない。そんな状況を1回リセットするために、近年、昼寝の効果が注目されるようになってきました。本格的に睡眠をとるというわけではなく、脳を休ませ、眠気を払拭（ふっしょく）してリフレッシュする休憩タイムをとることが社会的に認知されるようになったわけです。

昼寝タイムを設けたり、仮眠スペースを用意して昼寝を推奨したりする学校や企業が見受けられるようになってきており、昼寝は、怠（なま）ける人間ではなく、できる人間が積極的に取り入れるという意味で「Power Nap」という言葉も使われるようになっています。

その1　昼の眠気対策、脳を休めてリフレッシュ

学校での昼寝導入の先駆けと言われているのが、15年前から昼寝を実践している福岡県久留米市の県立明善（めいぜん）高等学校です。

当時、6割の生徒が睡眠不足を訴え、9割弱の生徒が午後の授業中に強い眠気を感じていたといいます。そこで、同校出身の久留米大学、内村直尚教授の指導のもと、昼休み中の15分間を「午睡タイム」として、モーツァルトの曲をBGMとして流し、机にうつぶせになって仮眠をとるようにしたそうです。

昼寝を実施するようになったことで、生徒たちは「午後の眠気が改善した」「授業に集中できるようになった」「やる気が向上した」などの実感がありました。

また、学校の偏差値も上がっています（図19）。

昼寝をすれば、夜の睡眠が少なくても大丈夫だという話ではありません。あくまでも、昼間の覚醒度が下がりやすい時間をどうリフレッシュさせるかという工夫です。

その2　昼寝タイムは30分以内、午後3時までに

理想的な昼寝が夜の本格的な睡眠と違うところは、**深い睡眠をとるわけではない**ということです。

昼寝として推奨される時間帯は、午後1〜3時までの間。時間は15〜20分、30分以内です。

図19　高校生における午睡(昼寝)の効果

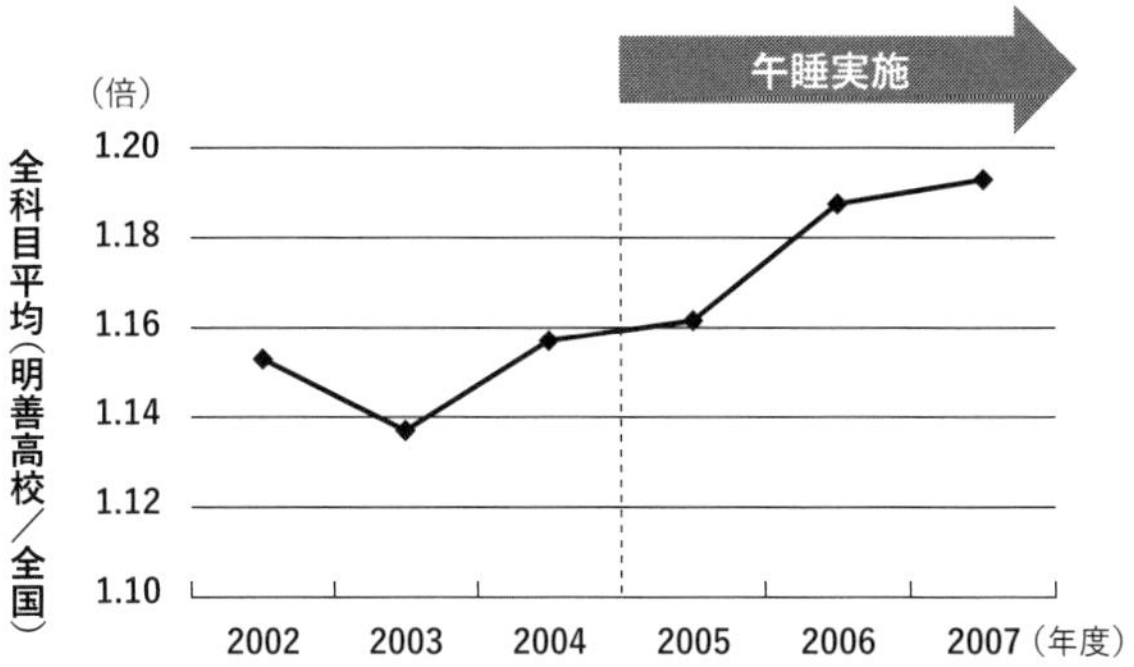

「大学入試センター試験成績」明善高校の全科目の平均点と、全国平均点との比率（明善高校÷全国）は、午睡を導入後の2005年入試から、1.16倍から1.19倍に着実に上昇している

出典：明善高校ホームページより

深く眠ってしまうと、逆に起きてから頭がボーッとしてしまい、パフォーマンスが上がりません。30分以上になると、深い眠りに入ってしまいやすいので、そこまで寝ないほうがいいのです。

また長く眠りすぎると、夜の寝つきが悪くなり、睡眠リズムが乱れてしまいます。夜の睡眠に影響を及ぼさないようにするためには午後3時くらいがリミットでしょう。

眠るというよりは、「脳をスイッチオフする時間を持つ」という感じでしょうか。目を閉じて静かに休息するだけでも、十分リフレッシュ効果がありります。

その3　幼児のお昼寝は別問題

いままで話してきたのは、中学生以上を対象にした昼間の眠気対策としての昼寝のことです。

幼児のお昼寝はまた別です。

個人差がありますが、就学前の子どもには、長時間起きつづける力がまだありません。脳の発育のためにも、体力的にも、お昼寝が必要なのです。

保育園では、お昼寝の時間が設けられていますね。昼食を済ませた後、12時〜午後2時くらいまでの間をお昼寝タイムにしているところが多いです。

いくらしっかり寝たほうがいいといっても、あまり長すぎるお昼寝は、夜の寝つきを悪くしてしまいます。

園児がお昼寝をしている時間は、保育園の先生たちが休める時間になるため、場合によっては3時間くらいお昼寝をさせるとか、夕方の時間帯に寝かせるようなところもありますが、これでは、夜8時、9時に寝かせようとしても眠れません。健全な早寝早起きのリズムができなくなってしまいます。

最近の調査では、幼児がお昼寝をしない傾向になっているというデータもあります。

睡眠時間に個人差があるように、幼児期に必要とする眠りの量もそれぞれ異なります。お昼寝をしない子もいます。

無理にお昼寝をさせるのをやめたら、夜早く寝るようになったというケースもあります。

その子にとってお昼寝が必要かどうかは、親が気づいて把握してあげなくてはいけないことです。

睡眠日誌で家族の眠りを知ろう

睡眠習慣を改善するには、いま現在の眠りの状態を把握することが必要です。

毎日、実際に何時間寝ているのか、どのくらい眠れていると調子がいいのか、意外とわかっていないものです。

そこで、睡眠日誌をつけて、眠りの実状を記録してみましょう。

食べたものをすべて記録していくことで体重変化との相関関係に気づいていく「レコーディング・ダイエット」というダイエット法がありますが、同様に毎日続けることで自分の睡眠への理解ができてきます。現在ではスマホで記録が可能なアプリもあるようです。

現状がどうなのかを把握し、そこから「何をどう変えていったらいいか」を意識して、睡眠に関わる行動を変えていくのです。

図20（110ページ）は、私が睡眠指導を行なった西大和学園の生徒がセミナー後に記した睡眠日誌です。これは、睡眠に関するセミナーのときにも使用しています。

これを最低2週間、できれば1カ月つけてみましょう。

その1　家族の記録を視覚化して現状チェック

読者の皆さんに提案したいのは、**睡眠日誌を家族でつけてみる**ことです。

子どもの生活習慣は、どうしても親に引きずられます。親子の記録をつけてみることで、子どもの睡眠に親の生活がどう関連しているかを確認することは、とても大切なことです。

例えば、平日の5日間は規則正しく同じ時間に起きているけれど、週末は起きる時間が2時間以上遅いというご家庭（図21、112ページ）。これはかなり睡眠負債がたまっている状態ですが、こういう生活パターンになっているご家庭では、子どもも週末は起きるのが遅くなります。目を覚ましても、いつまでもカーテンは閉まったまま、朝ごはんも作ってもらえなければ、二度寝をすることになります。これは、子どもの睡眠改善という以前に、親が変わらなくてはいけないパターンです。

睡眠時間が何時間だったら、子どもがニコニコご機嫌で朝起きてくるかをチェックしてみるのもいいと思います。

「子どもがいびきをかいていた。前からそうだったかな？」といった気づきもあるかもしれません。

子どもの眠り、自分の眠りを記録して視覚化してみることで、普段見過ごしてしまっていることにあらためて気づくことができます。

それをもとに、どう改善していけばいいかを考える。その目安を持つことが睡眠日

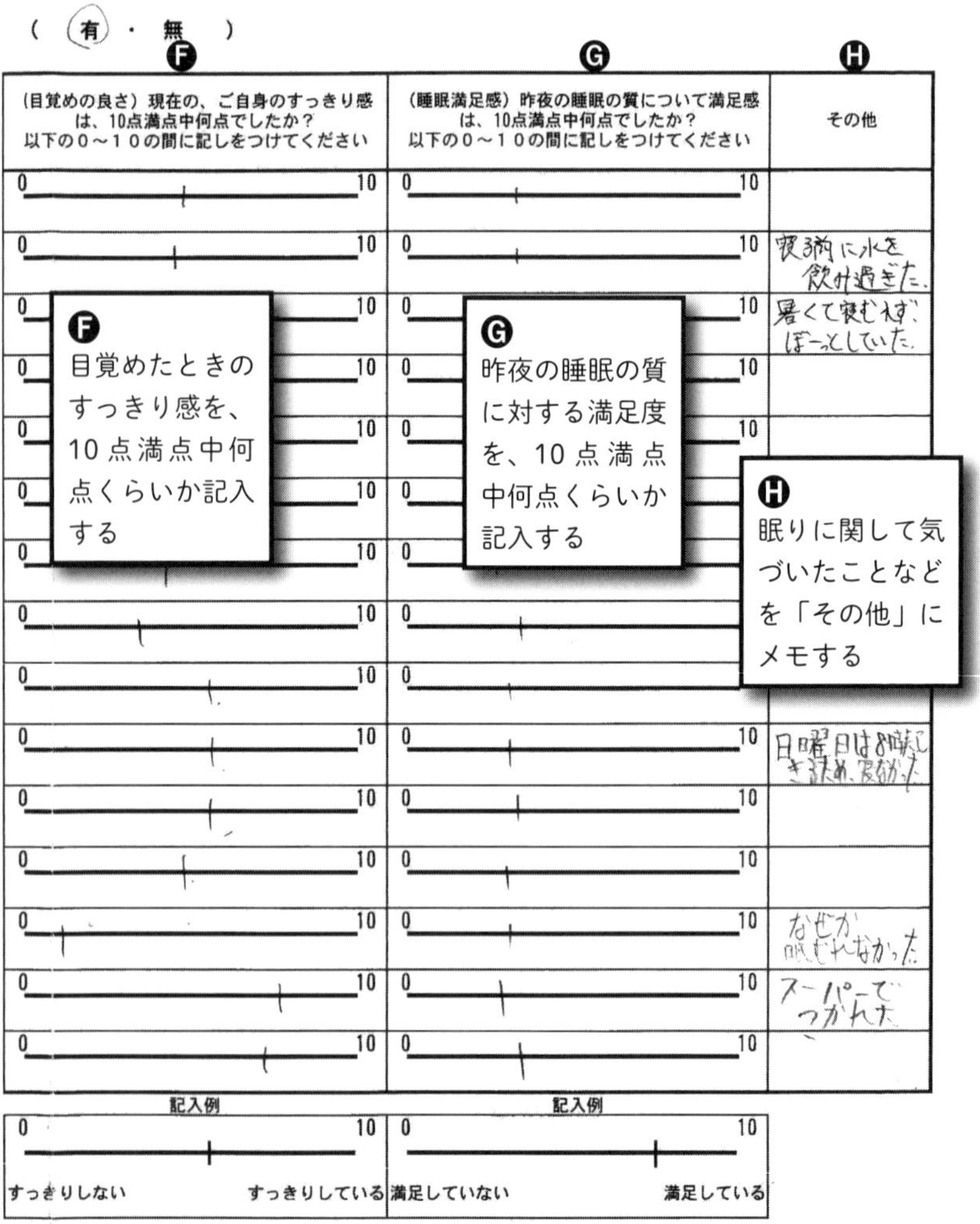
(有 ・ 無)

F	G	H
（目覚めの良さ）現在の、ご自身のすっきり感は、10点満点中何点でしたか？ 以下の０～１０の間に記しをつけてください	（睡眠満足感）昨夜の睡眠の質について満足感は、10点満点中何点でしたか？ 以下の０～１０の間に記しをつけてください	その他
0 — 10	0 — 10	
0 — 10	0 — 10	寝る前に水を飲み過ぎた。
0 — 10	0 — 10	暑くて寝むれず、ぼーっとしていた。
0 — 10	0 — 10	
0 — 10	0 — 10	
0 — 10	0 — 10	
0 — 10	0 — 10	
0 — 10	0 — 10	
0 — 10	0 — 10	
0 — 10	0 — 10	日曜日は8時起きるため、寝なかった
0 — 10	0 — 10	
0 — 10	0 — 10	
0 — 10	0 — 10	なぜか眠れなかった
0 — 10	0 — 10	スーパーでつかれた
0 — 10	0 — 10	

記入例	記入例
0 — 10 すっきりしない　すっきりしている	0 — 10 満足していない　満足している

F
目覚めたときのすっきり感を、10点満点中何点くらいか記入する

G
昨夜の睡眠の質に対する満足度を、10点満点中何点くらいか記入する

H
眠りに関して気づいたことなどを「その他」にメモする

図20　睡眠日誌フォーマット

（セミナー後の睡眠習慣の記録）

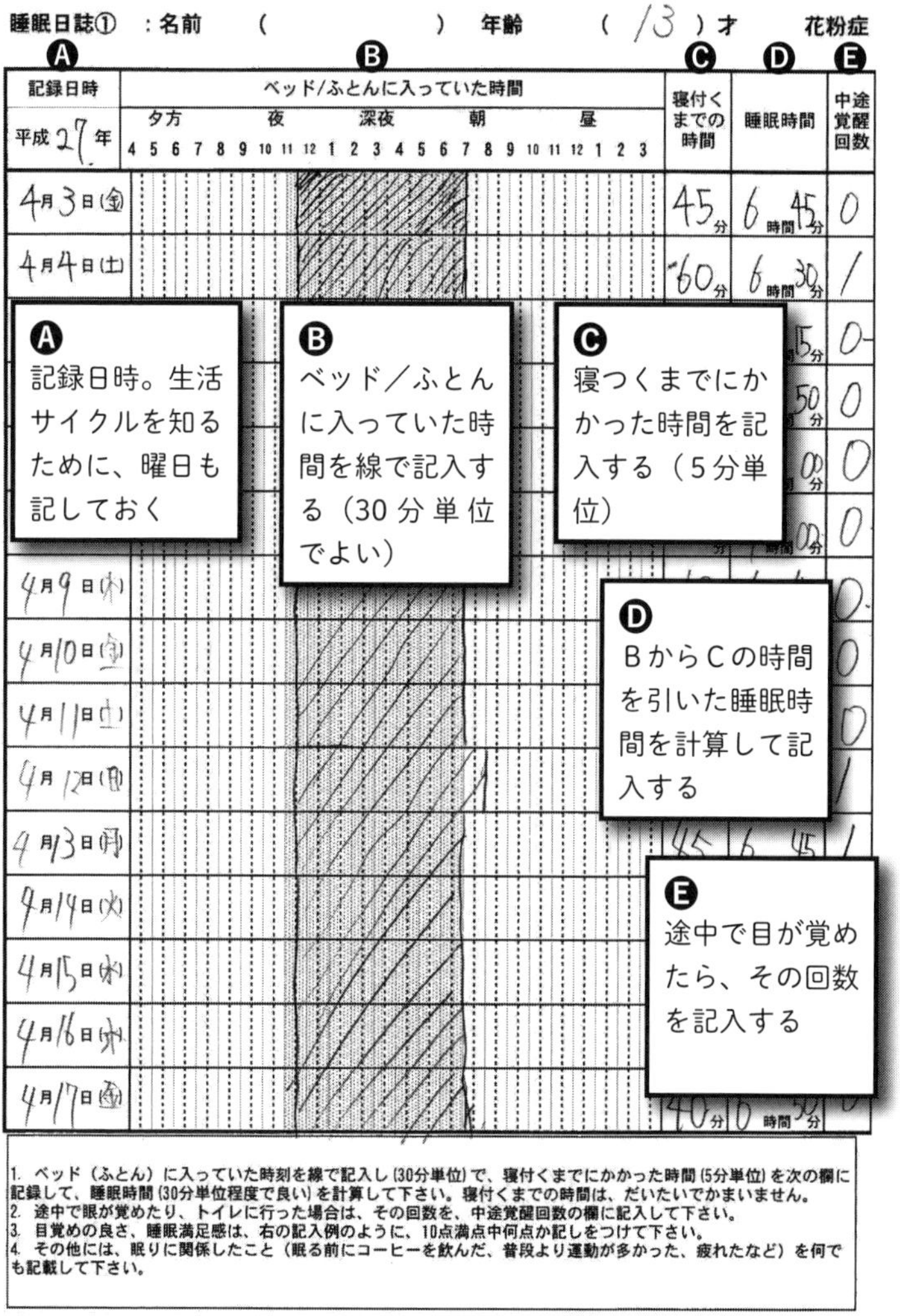
睡眠日誌①　：名前　（　　　）　年齢　（13）才　花粉症
A
B
C
D
E
記録日時
平成27年
ベッド/ふとんに入っていた時間
夕方
夜
深夜
朝
昼
4 5 6 7 8 9 10 11 12 1 2 3 4 5 6 7 8 9 10 11 12 1 2 3
寝付くまでの時間
睡眠時間
中途覚醒回数
4月3日(金)
45分
6時間45分
0
4月4日(土)
60分
6時間30分
1
4月9日(木)
4月10日(金)
4月11日(土)
4月12日(日)
4月13日(月)
4月14日(火)
4月15日(水)
4月16日(木)
4月17日(金)
A 記録日時。生活サイクルを知るために、曜日も記しておく
B ベッド／ふとんに入っていた時間を線で記入する（30分単位でよい）
C 寝つくまでにかかった時間を記入する（5分単位）
D BからCの時間を引いた睡眠時間を計算して記入する
E 途中で目が覚めたら、その回数を記入する
1. ベッド（ふとん）に入っていた時刻を線で記入し(30分単位)で、寝付くまでにかかった時間(5分単位)を次の欄に記録して、睡眠時間(30分単位程度で良い)を計算して下さい。寝付くまでの時間は、だいたいでかまいません。
2. 途中で眼が覚めたり、トイレに行った場合は、その回数を、中途覚醒回数の欄に記入して下さい。
3. 目覚めの良さ、睡眠満足感は、右の記入例のように、10点満点中何点か記しをつけて下さい。
4. その他には、眠りに関係したこと（眠る前にコーヒーを飲んだ、普段より運動が多かった、疲れたなど）を何でも記載して下さい。

図21　睡眠負債の疑いがある睡眠日誌

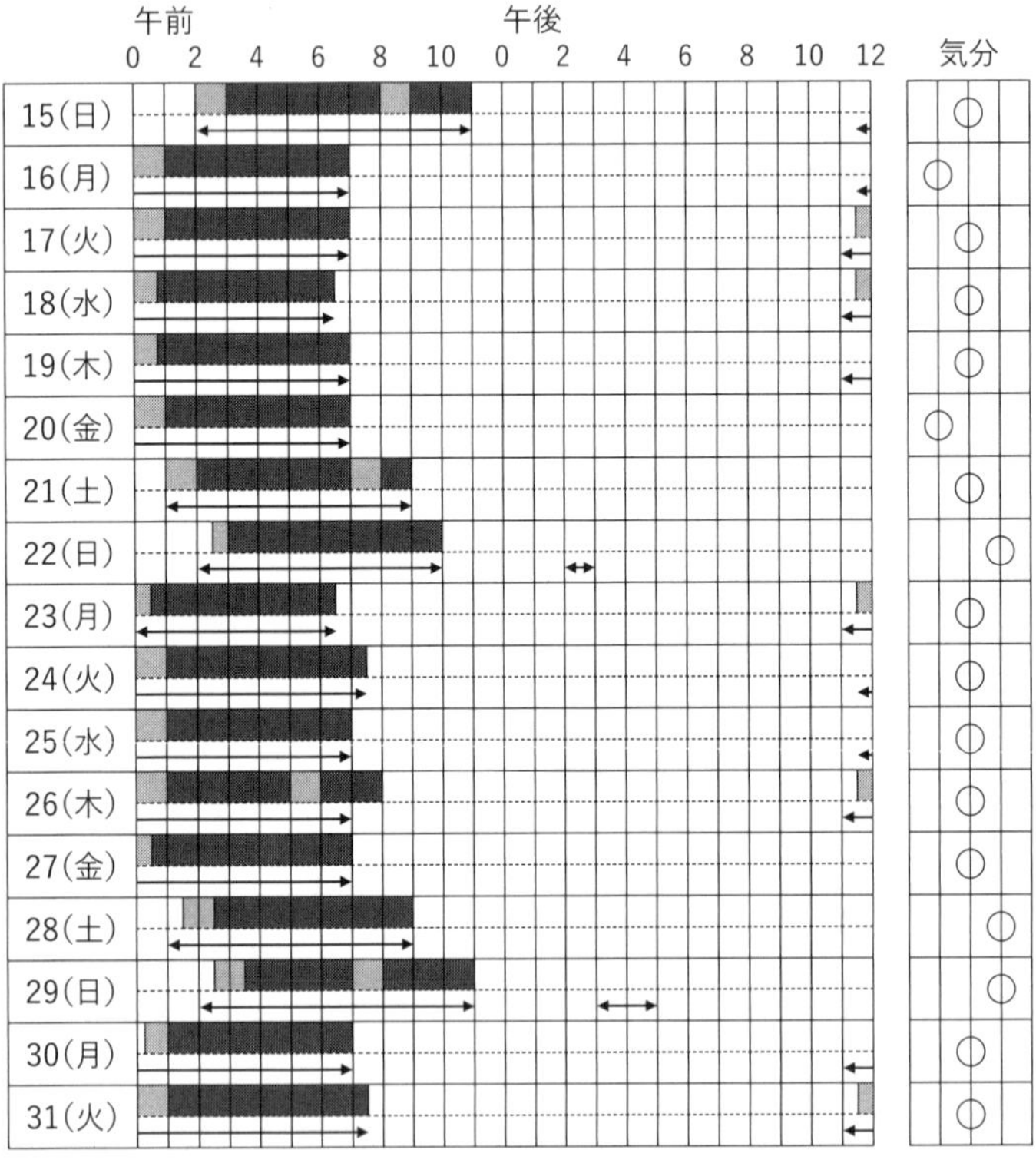

平日は毎日ほぼ7時に起床しているが、
週末は夜更かしし、起床は遅れ昼前まで眠っている。
平日に比較し、週末に起床時間が2時間以上遅れている。

誌をつける目的です。

その2　睡眠アプリでできること、できないこと

最近は、さまざまな睡眠アプリがあります。現在ではスマホで記録が可能な睡眠日誌のアプリもあるようですが、一般的な睡眠日誌のアプリは、就寝時に枕元に置いておけば、その日の睡眠の深さまでを記録してくれるというものが多いようです。

睡眠を客観的に、正確に調べるのは「睡眠ポリグラフ検査」というもので、睡眠検査の標準法とされています。カラダのあちこちに電極をつけ、ひと晩の脳波や筋肉、目の動きなどのデータを収集します。ノンレムの深睡眠がどの時間に出ているかといった**「睡眠の深さ」は、脳波を測らなければわかりません。**枕元に置いたスマホで簡単に計測できるものではないのです。

では、アプリの示す睡眠の深さとは何なのか。

健康で睡眠トラブルのない人の睡眠中の心拍数や動きのデータをもとに、アルゴリズムを使って、「こうであろうと考えられる推測値」を出しているもの、あくまでも予測値にすぎないのです。

ですから、アプリのはじき出す数字を見て、「自分の睡眠の深さはこうだ」「ゆうべはよく眠れていた」などというのは、あくまで、健康人における推定値であることを知っていなければなりません。睡眠に問題がある人では正解ではない可能性があります。

ただ、睡眠アプリにもよいところがあります。

面倒くさくなく、自分の毎日のデータを蓄積していけることです。睡眠状況をデータ化して見ることで、自分の睡眠の問題点に気づけて生活改善につなげていくことができます。自分で記録をつけることはなかなか長続きさせにくいものですが、アプリを使えばずっと継続的にできます。

スマートウォッチなど、ウェアラブルのデバイスもどんどん進化を遂げています。

実際に使っている方たちに聞くと、

「自分の活動量がわかり、昼間の運動量が夜の眠りにこんなに関係しているのかがわかって、眠りに対する意識がかなり変わった」

「自分の生活リズムというのは起きている時間だけではなくて、寝ているときも含めたものなんだと実感するようになった」

などと言われます。

まさにそのとおりで、**睡眠を含めた生活リズムを把握することで、睡眠というものを見つめ直すきっかけになるため、自己管理に活かせます。**そういうツールとして活用していけることは非常に望ましいと思います。

将来的には、センサーの精度が上がり、ビッグデータに裏付けられたＡＩによる解析アルゴリズムが進んでいけば、子どもの睡眠、生活習慣を見守るために利用されるようになる可能性もあるかもしれません。

Column

中学生から自分で変えていける！

～西大和学園の睡眠改善プログラム　その経緯と効果～

本書は、お子さんの睡眠をよくするために親御さんが何をするとよいかという視点で書いていますが、中学生くらいになると、自分で意識して自分の睡眠を管理することができます。

その好例が、奈良県の西大和学園、青雲寮（男子寮）でした。中高一貫教育のこの学校に入り、入寮後に睡眠改善プログラムに参加した生徒たちが、どのように変わっていったかは、たいへん参考になると思います。

アンケート＆セミナーで睡眠への意識を喚起

最初に行なったのは、睡眠の質を知るために国際的に使用されている「ピッツバーグ睡眠質問票」というアンケート調査に答えてもらうことでした。過去1カ月くらいの睡眠についての自己評価をするものです。

すると、「試験の前などは夜遅くまで勉強する」「日によって就寝時間がバラバラになりやすい」「夜の勉強中、眠気覚ましにコーヒーをよく飲む」「ベッドに入ってから寝つくまでに時間がかかる」といったことを感じている生徒がかなり多くいました。

それを知ったうえで、睡眠セミナーを行ないました。

大学は医学部に進みたいという生徒も多いですし、知的好奇心が旺盛(おうせい)な生徒たちなので、科学的な最新知見なども交え、大人に説明するのと変わりないような話をしますが、みんな非常に関心を持って聴きます。終わるといろいろな質問も飛び出します。なかには、

「受験に向けて一生懸命勉強したいんです。眠るのって時間がもったいない気がするんですが、なぜ眠らなければいけないんですか?」

というような、実に本質的な質問も出ます。

この睡眠セミナーで、睡眠の役割と重要性を理解してもらいます。知ることで、睡眠の大切さへの意識を持ってもらうことが狙いです。

意識の芽生えが改善につながる

セミナー後、半年間にわたり「睡眠日誌」をつけてもらいます（110ページ）。そして、もう一度アンケートに答えてもらったところ、睡眠に対する意識が変わったことがわかりました。

自分の眠りをよくしようという自覚が生まれ、「夜コーヒーを飲むのをやめた」「決まった時間に寝るようにした」「夜11時以降は勉強するのをやめ、早朝学習に切り替えた」など、それぞれが自分で考えて工夫している様子が見えてきます。「眠りにつくまでの時間が短くなった」と答えた生徒も増えました。最終的に、寮生全体で睡眠の質の改善が認められました（図22）。

生活リズムや習慣の変化で自分のコンディションのいい状態が増えることを実感できると、セルフコントロールの力が磨かれていきます。そのことが、学力の向上にも反映されていったのではないかと考えられます。

取り巻く環境の大切さ

図22　自覚的な睡眠の質のスコアの変化

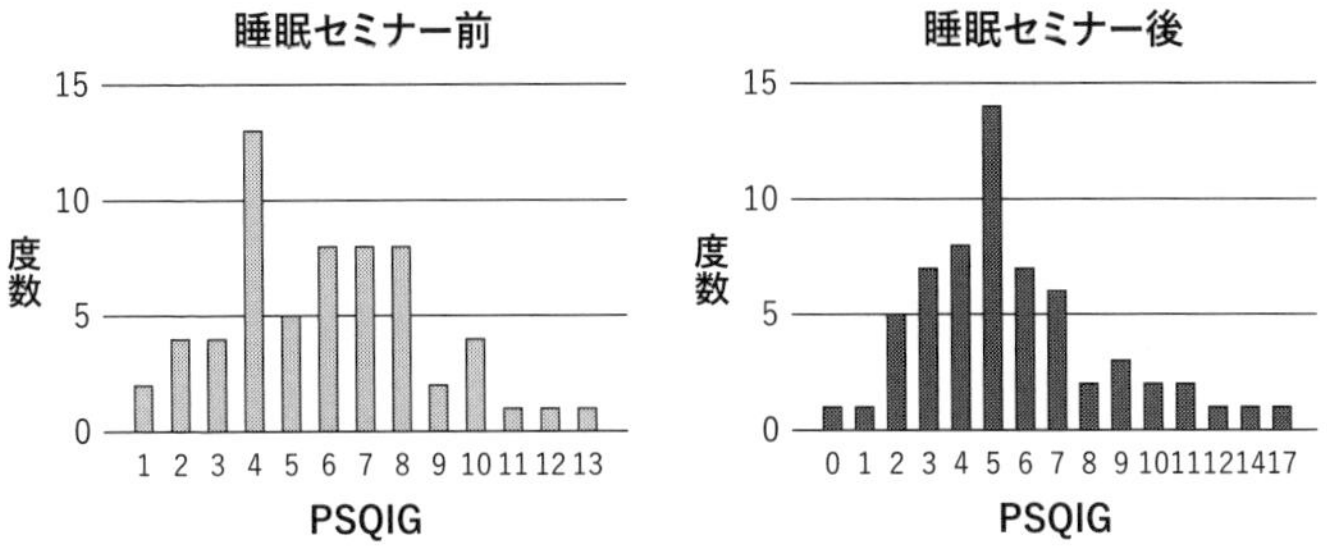

睡眠セミナー後で、睡眠の質についての
平均総合得点は5.92から5.67に改善しました。

ピッツバーグ睡眠質問票（7構成要素：睡眠の質、入眠時間、睡眠時間、睡眠効率、睡眠困難、眠剤使用、日中覚醒困難）を使用

同寮で睡眠改善がうまくいっている背景には、ほかにもいくつかの理由が挙げられます。

例えば、携帯電話・スマホの禁止。学習用のタブレットやパソコンは利用していますが、夜遅くまでＳＮＳに興じるといったことをしていません。

勉強する場所と眠る部屋は別々だというのも、メリハリをつけるのに効果的だと考えられます。

本来、眠るのに適した部屋と、勉強に集中しやすい部屋は、正反対な性質を持っています。西大和学園の寮は、生徒たちの居室は4～8人部屋で、そこにはベッドとクローゼットだけ。スタディルー

ムは別にあり、勉強机がずらりと並んでいます。

寮生活なので日課も決まっていて、ひとりだけダラダラとした生活はしにくい環境です。それが生徒たちの自己管理意識を高めているのではないでしょうか。

また、ベッドにはすべて、エアウィーヴ社のマットレスパッド「エアウィーヴKIDS」が導入されています。成長期の子どもに合うよう、腰の部分を硬くして骨盤を支える工夫が施されているうえ、前述したように、入眠後の自然な脳温度の下降を促すマットの効果が睡眠の質をよくしているともいえそうです。

本人たちの意識だけでなく、環境整備の工夫も大切だということです。

西大和学園、田野瀬太樹理事長は語る

当学園の青雲寮で睡眠改善プログラムを実施するようになったのは2013年からです。エアウィーヴ社の高岡本州社長と交流があり、高岡社長の「寝具はインフラだ」という言葉に、日ごろから「学校教育はインフラだ」と言っている私は大いに共感を抱き、タイアップさせていただくことにしたのがきっかけでした。

青雲寮では、教育目標の第一に「自主自立の精神を養う」ことを掲げています。親

元を離れて集団生活をする生徒たちに、自分で考え、計画し、行動をプロデュースする力を身につけてほしい、世間の波に呑まれず、俯瞰的視点をもって進むべき道を見据えていけるような人間に育ってほしい、という思いをこめています。

千葉先生の睡眠セミナーはいつも盛況で、寮生たちは興味津々で受講しています。睡眠の質を高めるという意識づけができるようになったことで、視野が広がっているようです。

勉強にしても、部活動にしても、質のよい睡眠をとれるようになると、確実に成果が上がります。自分のパフォーマンスを最大限に発揮するために、何を優先させたらいいか、どういう生活を送ることが望ましいのか、しっかりと考えて行動するようになりました。

自分の睡眠をコントロールすることは、まさに自主自立の精神のひとつの軸といえます。

睡眠改善をすることで学力にも直結する効果があるとは、当初は思ってもいませんでしたが、意識の目覚めが生活改善の引き金になり、セルフコントロールの力を高めて成績向上につながったと考えると、当然の流れのようにも思えます。

寮にエアウィーヴを導入し、睡眠改善プログラムを実施しはじめたのが2013年からですから、その年に中1で入寮した生徒たちは、6年間まるまるこの環境のなかで育ってきたことになります。

2019年は東大現役合格者が22名でした。340〜350人の卒業生のうち、1割強くらいしかいない寮生がそのうちの3分の1を占めましたから、なかなか効果が出ているといえるのではないでしょうか。「習慣が人を創る」とよく言いますが、よい睡眠習慣は、人を創る、人を育てると実感しています。

第3章

気づいてあげて！
子どもの
睡眠トラブル

「困ったこと」にならないと見つけられない睡眠障害

眠りの機能が損なわれる症状や疾患が生じる睡眠障害。さまざまな病態がありますが、「困ったこと」にならなければ見つからない、という共通点があります。

いま、病院の睡眠科にかかる患者さんの8割近くが「睡眠時無呼吸症」の方ですが、どんなにひどいいびきをかいていても、寝ている間に呼吸が止まるようなことがあっても、**本人やご家族がそれを「困ったこと」だと感じなければ、治療しようとは思わない**のです。

中高生に非常に増え、社会問題化している不登校もそうです。

「学校に行けなくなる」というきっかけは、「朝、起きられない」ことから発し、「概日リズム睡眠障害」という生体リズムの乱れから生じていることが多いのですが、「朝、起きられない」というだけでは、病院を受診する動機になりません。実際に不登校が続いて、家族が心配し、困ってどうしようもなくなることで、「病院に行ってみよう」ということになるのです。

子どもにも起こる睡眠障害に、「睡眠時遊行症（夢遊病）」「睡眠時驚愕症（夜驚症）」「夜尿症」「ムズムズ脚症候群（レストレスレッグス症候群）」などがあります。これらのように睡眠中の行動の様子や症状が「明らかにおかしい」とわかる場合は、すぐに病院で診てもらおうということになりやすいので、早く見つけて対応できるわけです。

むしろ問題なのは、それが眠りとの関連で起きているのかどうかがよくわからない状態や、なんらかの病態とはいえないようなときのほうなのです。

例えば、子どもが部屋で深夜までずっとスマホでゲームをしている、ＳＮＳをやっている、そのことが概日リズム睡眠障害を起こし、不登校の原因になっているとは、親御さんはなかなか気づけません。

あるいは、子どもがいつもイライラしてキレやすく、乱暴なことをしてしまう。それが実は睡眠時無呼吸症のせいだった、というようなこともあります。

体調、意欲、行動など、いろいろな面で問題が見られても、その原因が睡眠にあることには意外と気づけないものなのです。

「病気未満」の子どもの睡眠トラブルこそが、実は危ない！

子どもは、症状を自覚してつらさを訴えるようなことができません。ですから、**子どもがよく眠れているかどうかは、大人以上にわかりにくい**のです。

しかし、子どもたちは無意識のうちにサインを出しています。

言葉ではなく、カラダから発せられているサイン。

それを見逃さないようにしてあげてください。

こんな寝姿勢に要注意！

あなたのお子さんは、寝ているときにこんな状態（図23）になっていませんか？

（これは5、6歳くらいまでの子どもの場合です）

・いびきをかく（音が非常に大きい）

・首をのけぞらせるような姿勢で寝ている

図23　こんな寝姿勢に注意

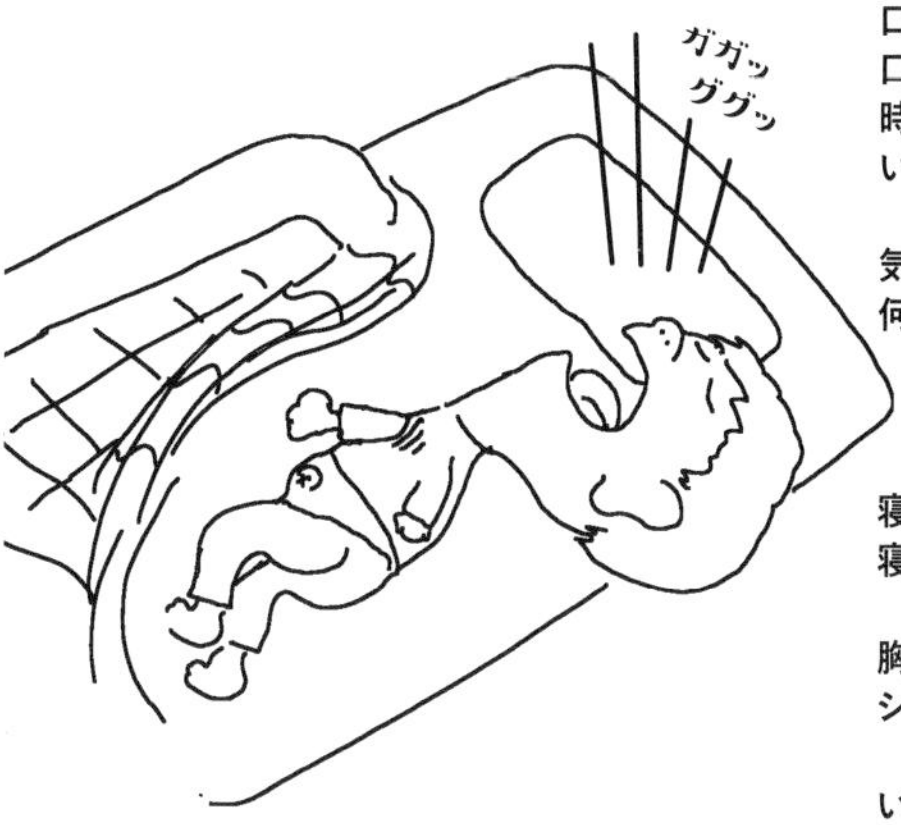
ガガッ
ググッ
口を開け、首を伸ばした姿勢で
口呼吸する。
時に海老ぞりの姿勢で
いびきをかく
気道確保の姿勢で
何とか呼吸を保っている
そのほか
寝相が悪く寝返りが多い、
寝汗が多い
胸とおなかが交互にへこむ
シーソー呼吸
いびきのあとせき込むことが多い

・口を開けて寝ている
・陥没呼吸（呼吸のたびに胸とおなかが交互にへこむ）をしている
・寝ているときに咳き込む
・寝汗がすごい
・頻繁に寝返りをする

こんな状態がよく見られるようであれば、眠りの状態がよくない可能性があります。

本来、子どもはいびきをかかないものです。ほぼ毎日いびきをかく、しかもいびき音がとても大きい、という場合、鼻かのどに異状があって、呼吸を邪魔していることが考えられます。

首をのけぞらせるようにしている、口を開けている、陥没呼吸をしている、咳き込むのも、普通に呼吸ができていないサインです。

寝汗をかいたり、寝返りを打ったりするのは、眠っているときにはみんな普通にしていることです。しかし、それがあまりに激しい場合、体温調節がうまくできていなくて寝苦しいのかもしれません。ではなぜ体温調節がうまくいっていないのか、を考えてみる必要があります。

子どものいびき、その理由

子どもがいびきをかく原因として考えられるのは、次の４つです。

1 鼻とのどの間にあるリンパ組織「アデノイド」や口蓋扁桃（こうがいへんとう）が肥大して、気道が狭くなっている
2 肥満のために、気道が狭くなっている
3 鼻炎などで鼻がつまっている
4 顎が小さく気道が狭い

図24 アデノイドと口蓋扁桃の位置

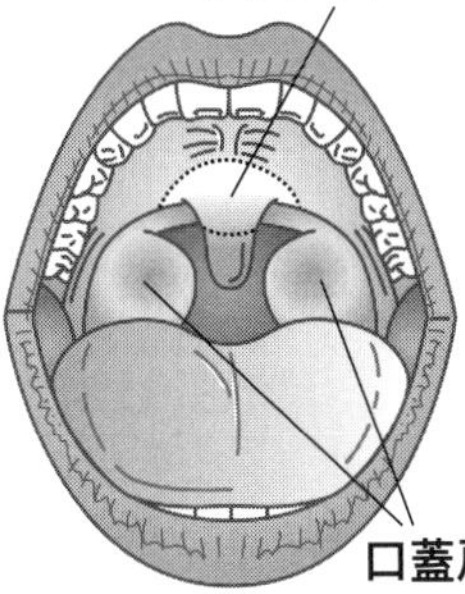

5 のど・口などの気道の周りの筋肉の働きが弱く習慣的な口呼吸が身についている

アデノイドや口蓋扁桃が大きくなるのは成長の一過程で、3〜6歳のときにいちばん大きくなりますが、たいていはその後自然に小さくなり、いびきもやみます。ただ、なかには手術で切除したほうがいいケースもあります。

いずれもそのまま**放置しておくと、睡眠時無呼吸症になったり、成長に影響するような問題につながるおそれがあります。**

子どもの寝相(ねぞう)はどうして悪いのか？

子どもは、だいたい寝相がよくありません。びっくりするほどダイナミックに動きます。なぜ眠りながらあんなによく動くのでしょうか。

大きな理由が、質のよい眠りを保つための体温調節と考えられます。

子どもは、大人のように脳の体温調節機能が十分にでき上がっていません。汗腺もまだ発達が進んでいないため、**寝返りを打ったり、カラダを大きく動かしたりすることで熱を体外に逃がそうとしている**のです。

そういう意味では、寝相が悪いのはけっして悪いことではありません。必要があってやっているところがあります。

子どもは関節も柔らかいですし、体重も軽い。それで、「よくこんな体勢で寝られるなあ」と驚かされるような格好になったりもします。

ただ、寝相の悪さにはまた別の意味があることがあります。**呼吸が苦しくて、もぞもぞ動きつづけていることもある**のです。

動きながら、呼吸が楽にできる姿勢を探して、横を向いてみたり、逆向きになってみたり、首をそらせて顎(あご)を上げてみたり……。呼吸がしやすい姿勢がうまく見つかると、楽になって眠れるわけです。いびきをかく子だと、いびきが止まり、静かな寝息になったりします。

眠りやすい体勢が見つかっても、寝入るとカラダが弛緩（しかん）してその姿勢が保てなくなります。それでまた呼吸が苦しくなって、もそもそ動きはじめます。それをくり返して、寝返りを打ち、動き回ってしまうのです。

こういう場合、寝返りで動いている間、脳波上では睡眠の質が悪く、よく眠れていないと考えられますから、息苦しさの原因を突き止め、それを解消してあげる必要があります。

体温コントロールのために必要な寝返りと、呼吸困難を解消するための寝返りはまったく異なるものです。

寝相の悪さが何から来ているか、そこに注意してあげましょう。

乳幼児の鼻づまりは不眠のサイン

お子さんの鼻づまりを「たかが鼻づまり」と侮（あなど）ってはいけません。

乳幼児期の子どもにとって鼻づまりは死活問題、成長に大切な睡眠を脅（おびや）かし、その後の心身形成にまで影響を及ぼすからです。

私たちは、呼吸を鼻でも口でもすることができます。しかし、生後まもない赤ちゃんである乳児は、口で呼吸することができません。ですから、鼻がつまってしまったら、呼吸困難になってしまいます。

しかも、赤ちゃんは鼻腔（びくう）が狭いうえに生理的な分泌物も多いので、鼻がつまりやすいのです。

鼻づまりは赤ちゃんの夜泣きの大きな原因のひとつでもあります。鼻がつまって息ができなくて、苦しくて目を覚ます。泣いて、うまく呼吸ができないことを訴えているのです。サインを出しているのですね。

覚醒して大きな口を開けて泣いていると、多少は口で呼吸ができるため、それで覚醒をつづけるために泣きつづけるという説もあります。

たいてい、1歳過ぎくらいから徐々に口呼吸を覚えはじめます。そうすると、鼻がつまっていても、なんとか息ができるようになりますから、泣かなくなります。鼻がつまっていても、ミルクを飲めるようにもなります。

しかし、**口でも呼吸ができると覚えることで、鼻がつまっていて苦しいというサインを出さなくなってしまいます。**

お母さん、お父さんが、子どもの鼻づまりに気づいてあげにくいのは、口呼吸ができるようになってしまうためでもあるのです。

鼻呼吸ならではの役割――脳の冷却

私は、鼻呼吸には、口呼吸にはない非常に重要な役割があると信じています。**脳の冷却効果**です。砂漠にすむカモシカや猫の仲間に、鼻で呼吸をして脳を冷やす仕組みを持つ動物（サイガ：カモシカの仲間）がいることが知られています。彼らは熱い砂漠で脳をオーバーヒートから守るため、脳を冷やす機能を獲得したのです。

多くの哺乳類では鼻のなかに鼻甲介という数枚から数十枚（ヒトの場合、多くは3枚）の飛行機の羽のような構造があります。この鼻甲介は表面積を大きくし、表面が湿っているので鼻から吸い込んだ空気を暖かく湿った空気にします。この加温加湿機能は非常に優秀で、吸い込んだ空気を一気に肺の内部環境に近い一定の温度・湿度にします。そして同時に加湿（鼻甲介の表面から水分を蒸発させる）の際、気化熱により周りは熱を奪われ鼻の表面を流れる血液の温度が下がります。鼻の奥は副鼻腔という広い空洞につながっていて、ここは脳の下方に位置しています。これにより、脳を冷却する効果があると考えられています。

砂漠の鹿にとっては脳を守ることは生存のために必要な機能ですが、われわれは砂漠にすんでいるわけではないので、同じように脳を冷やしているわけではありません。しかしながら、ヒトにおいても半分無防備な状態である睡眠中は、よい睡眠を維持するためにこの脳を冷やす機能を利用している可能性があります。

とくに夢を見るレム睡眠中は、脳の活動が活発になり脳の温度が上昇します。こういう状態では質のよい睡眠を維持するために、脳の温度を保つ必要があります。体温調節がよい睡眠を維持するために重要であることは述べましたが、これらは、口呼吸ではできません。鼻で呼吸することは、体温をスムーズに下げるためのカラダのメカニズムであり、質のよい睡眠を維持する機能を満載していると考えられるのです。

私たち大人でも、風邪を引いて鼻がつまってしまうと、ちょっと頭がボーッとした感じになりますよね。熱が上がっているということもありますが、鼻で呼吸ができなくなっているために、脳を冷ますことができないということもあるのではないでしょうか？

幼いころから鼻炎などで鼻づまりが慢性化している場合、つねにあの頭がボーッとした状態が続いているということになります。

鼻づまりを放っておいてはいけません。口呼吸ができるようになる以前の早い段階で、鼻づまりがないかどうかを確認することが大事です。

アレルギー疾患も安眠を邪魔している

子どもの眠りを妨げていると考えられるさらなる問題が、アレルギー疾患です。

近年は、アレルギー症状に悩まされている子どもが非常に増えています。そして、アトピー性皮膚炎のかゆみ、気管支喘息の咳、アレルギー性鼻炎の鼻づまりなどは、夜間に悪化することが知られており、その理由として人の概日リズムが関与していると考えられています。またアレルギー疾患の患者の体内でつくられるサイトカインという炎症物質が、直接、脳に影響し、睡眠を妨害したり、昼間の眠気やだるさの原因となっている可能性も指摘されています。アレルギー疾患によって子どもたちは予想以上に安眠も阻害されてしまっています。

とくに私が心配しているのは、**子どもの鼻炎の発症率が高くなっている**こと。しかも、どんどん**低年齢化している**ことです。例えば、花粉症なども、いまは2、3歳で発症するお子さんがたくさんいます。昔は、そんなに小さな子どもの花粉症というのは珍(めずら)しかったのですが……。

私の息子も4歳のときに花粉症になり、鼻づまりになりました。すると、それまでと眠り方が変わり、口呼吸と鼻呼吸を行ったり来たりで呼吸のリズムが不安定で、苦しいらしく、一晩中あっちにゴロゴロ、こっちにゴロゴロ動き回るようになりました。

もし脳波をとっていたら、寝返りのたびに1分おきくらいに覚醒反応が起こっており、睡眠のリズムが乱れて不安定になって深い睡眠がとれていなかったと思われます。朝起きても機嫌が悪く、子どもにもかかわらず目の下にクマができ、昼間も眠たそうにしているなど、よく眠れていない様子が、昼間の生活にもあらわれていました。

鼻炎で鼻がつまって苦しいと、自然と口呼吸をしてしまいます。幼いころからそれがクセになってしまうと、眠りの質が悪くなるだけでなく、もっとほかにさまざまな弊害があらわれます。

子どもの鼻づまり、いびきを軽く見てはいけない

当院に連れてこられるお子さんで、いちばん多いのがいびきです。

いびきをかく子の多くに鼻づまりも見られますが、5、6歳になると前出したように大人並みに口呼吸ができるようになっているので、ご両親は鼻がつまっていることにあまり気づきません。しかし、いびきは音ではっきりわかります。最近はネットなどを見れば、いびきが睡眠時無呼吸症のサインのひとつだということがわかるので、心配して連れてこられるのです。

そういう状態の子どもたちには、いびきや鼻づまり以外にも、さまざまな症状があらわれています。

鼻づまりやいびきが招く意外な症状

- 起きてからボーッとした状態がしばらく続く
- 食欲があまりない
- 食べるのが遅い
- いつもイライラしている
- すぐキレる
- 集中することができない
- 落ちつきがない
- 小学生になっても、おねしょが治らない
- 運動するとすぐに息切れする
- 姿勢が悪い
- 身長が伸びない
- 歯並びがガタガタ
- 学業成績がよくない

・無気力

これらはすべて、鼻づまりやいびきのせいで**眠りの質が悪いことから起きている**可能性があるのです。

第1章で「睡眠不足がもたらす弊害（へいがい）」の話をしましたが、まさに「睡眠の質の劣化」による影響があらわれています。

親御さんと話していると、「そんなことまで鼻づまりの影響だったなんて、思ってもみなかったです」とびっくりされる方が多いです。

なかには、「落ちつきがなく、ものごとに集中できないため、『お宅のお子さんはADHD（注意欠如・多動性障害）ではありませんか？』と学校で言われていた」と言う親御さんもいます。確かに、発達障害と判断されるような症状と似通っているところもあるのです。

鼻づまりやいびきは、子どもにとって大切な睡眠を妨げ、思いもかけないかたちで心身を蝕（むしば）みます。子どもが問題なくしっかり眠れているかどうかは、とても重要なことなのです。

眠りの質で成長ホルモンが変わる

成長ホルモンは、リズムの整った睡眠の、深い眠りのなかでたくさん分泌されます。ですから、**深く眠れないと成長ホルモンは分泌がとどこおってしまいます。**そのために、カラダの発育、頭脳や精神の発達に支障をきたしてしまうのです。

ノンレム睡眠の深い睡眠のときに、成長ホルモンがたくさん出ることを最初に発見したのは日本の研究者でした。その後、睡眠不足やリズム・質が悪いと、成長ホルモンが分泌されにくくなるという検証実験がたくさん行なわれました。

そのなかで私たちが研究したのが、睡眠時無呼吸症の子どもの睡眠リズムと成長ホルモンの分泌でした。

被験者になったのは8歳の子どもで、睡眠中にひどいいびきをかき、低呼吸になる重症の無呼吸症でした。無呼吸症は、正常な睡眠とリズムが違うので脳波をとると数値の変化がわかりやすいのです。

親御さんに研究に同意していただいてデータをとったところ、**治療をする前は、成長ホルモンの分泌が非常に少なかった。**本来は、眠ってすぐの深睡眠でたくさん分泌

図25　8歳男児　睡眠時無呼吸症

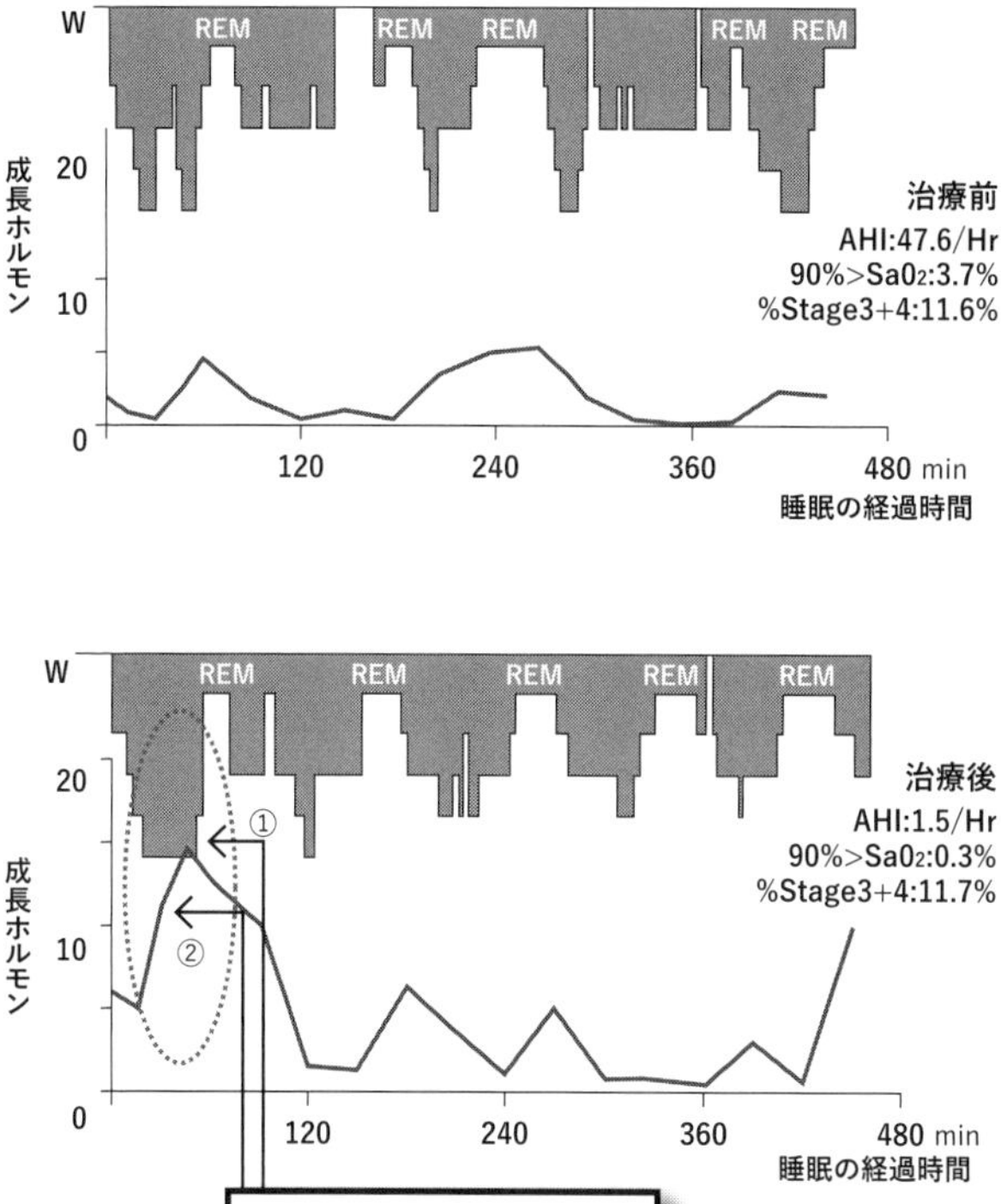

治療後、入眠後の深い睡眠が増加し（①）、成長ホルモンの分泌も本来の分泌パターンに増加した（②）。

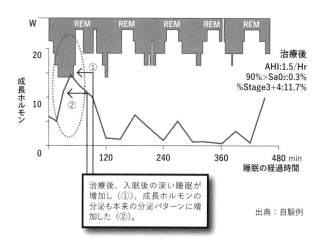

出典：自験例

されるのですが、よい深睡眠が出ないので、成長ホルモンも分泌されないのです。

治療をしたところ、いびきもかかなくなり、ぐっすり眠れるようになって、**睡眠のリズムが戻ってきて、最初の深睡眠もしっかり出る**ようになりました。すると、**成長ホルモンがきちんと分泌されるようになりました。**本来のあるべき状態に戻ったのです（図25〈下のグラフ、点線で丸く囲んだ部分〉、前ページ）。

睡眠の質の悪さが、成長ホルモンの分泌量を減らしていること、治療によってそれを回復させることができることがわかりました。

治療後2年ほどで、やせっぽちだった子は体重も増え、筋肉もつきます。背の低い子は身長が伸びます。

幼少時の睡眠の質が、10年後の成績に影響

さらに、子どもの睡眠の質がのちの学業成績にどう響くかを調べたこんな報告があります。アメリカで20年ほど前に行なわれた調査（図26）です。

中学生（13～14歳）の成績と、幼少時（2～6歳）に激しいいびきをかいていたかどうかを調べたところ、成績下位25％のうちの12・9％が、いびき症の子どもでし

図26　子どもの無呼吸と成績への影響

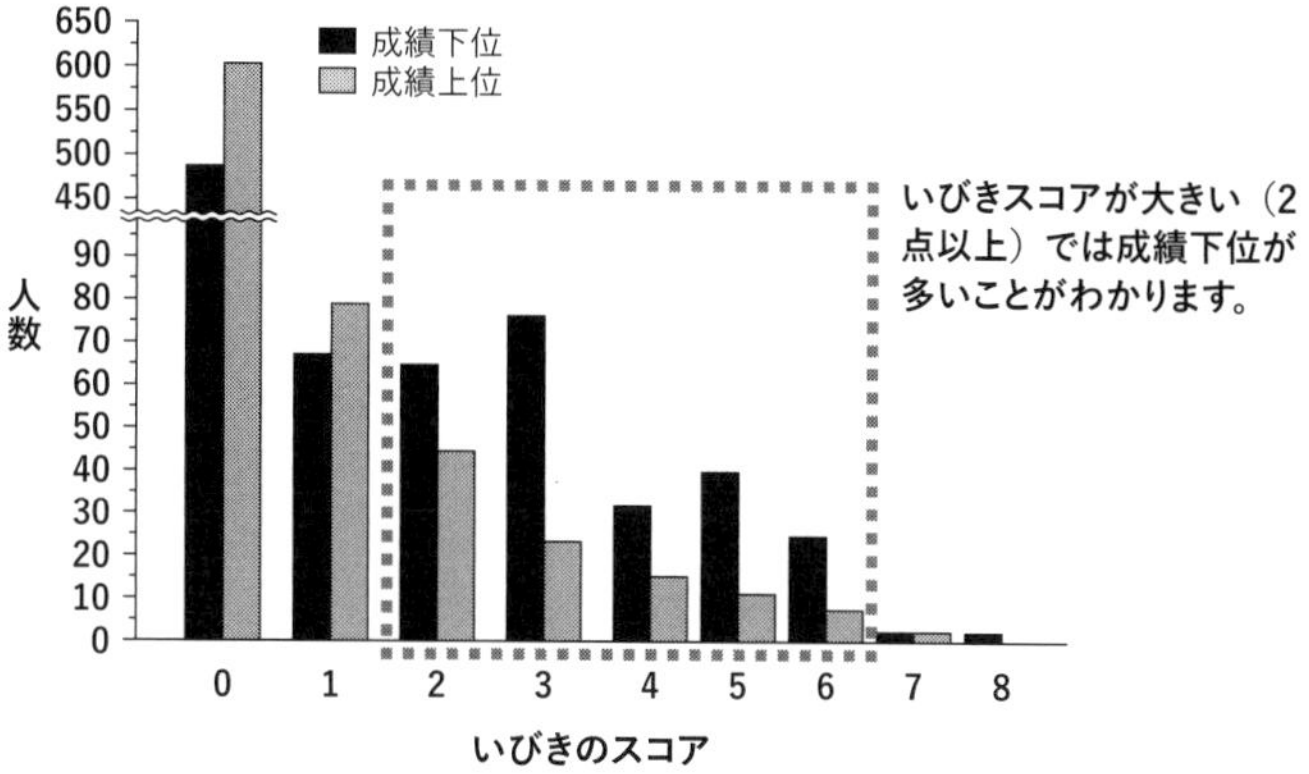

出典：Gozal Pediatrics 107. p 1394-9. 2001

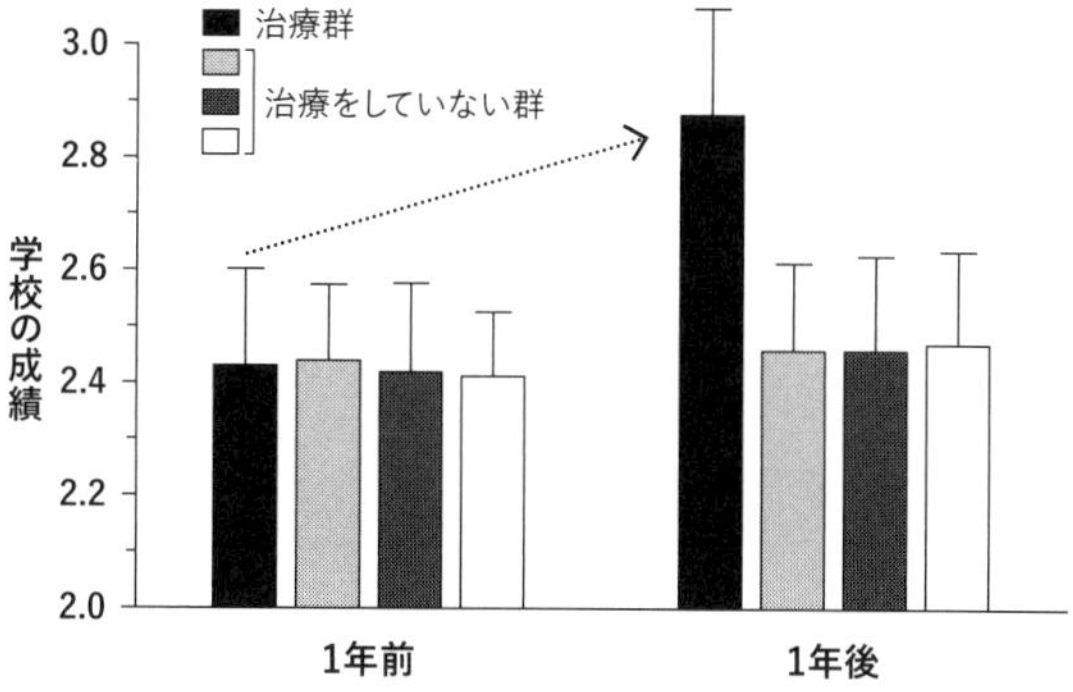

成績下位の子どもの中で
無呼吸症の治療を行なった子どものみが1年後に成績が向上した

出典：Gozal Pediatrics 102. p 616-20. 1998

た。成績上位25％にどのくらいいるかを調べると、5・1％でした。このことから、小さいころにひどいいびきをかいていた子は、成績があまりかんばしくない傾向がわかります。

いびきがあった成績がよくない子どもたちのなかで、無呼吸症の治療を行なった子どもは、1年後に成績が向上したのです。治療しなかった子どもは成績が変わっていません。

ここからわかることは、睡眠の質が知能や認知機能に影響しはじめるのは幼児期からであること、**ある程度年月が経ってからの学業成績にも影響を及ぼす**こと、ただし**適切な治療を行なうことで改善は可能だ**ということです。

心の問題についても、同様の報告があります。

幼少時にひどいいびきのあった子どもは、不注意、多動、衝動、攻撃的といった行動をとるリスクが普通の子どもの2・2倍あるといわれているのですが、そういう行動特性が見られるときにいびきをかいているというよりも、小さいころにいびき症だったことが関連するというのです。

そして、**睡眠をよくする治療をすると、問題行動の多かった子どものメンタルが落ちついてくる**のです。

知られざる子どもの睡眠時無呼吸症

睡眠中に呼吸が止まる状態が、眠りを悪化させ、昼間のパフォーマンスにまで影響があることを提唱し、「睡眠時無呼吸症候群（Sleep Apnea Syndrome:SAS）」という名称をつけたのは、スタンフォード大学睡眠医学センターのクリスチャン・ギルミノー博士です。１９７６年のことでした。

無呼吸といってもいろいろな病態があり、なぜ起きるかという機序も異なります。ひとつの病気と特定することはできないため、「シンドローム＝症候群」と呼ばれるようになったのです。

睡眠時無呼吸症候群（ＳＡＳ）があると、睡眠の質が劣化し、ホルモン、自律神経、免疫などが乱れます。成人の場合は生活習慣病になりやすく、脳血管障害や心臓病などで命を落とすリスクも高くなる、怖い病気です。また、睡眠不足から就業中の事故やミスを引き起こしやすくなります。

いまや「現代病」といわれるほど罹患（りかん）している人が多く、睡眠障害の診療をしている病院、クリニックの患者さんの8割が睡眠時無呼吸症です。

「睡眠時無呼吸症候群（ＳＡＳ）」の呼び名は、一般の方たちにも幅広く知られるようになりましたが、その後、睡眠研究が進み、医学的にさらに明らかになってきたことも増え、最近では症候群が分類されて、それぞれ個別の診断名がつくようになってきました。

のどや気道がふさがってしまうことから無呼吸が起きる病態は、**「閉塞（へいそく）性睡眠時無呼吸症（Obstructive Sleep Apnea:OSA）」**。われわれ専門医は、呼吸中枢の異常から起きる無呼吸などと区別して、「ＯＳＡ」と呼んでいます。

ＳＡＳの患者さんのほとんどが、このタイプ（ＯＳＡ）に該当します。

本書で私が「無呼吸症」といっているのは、この「閉塞性睡眠時無呼吸症（ＯＳＡ）」のことです。

図27　咽頭形態と睡眠中の呼吸

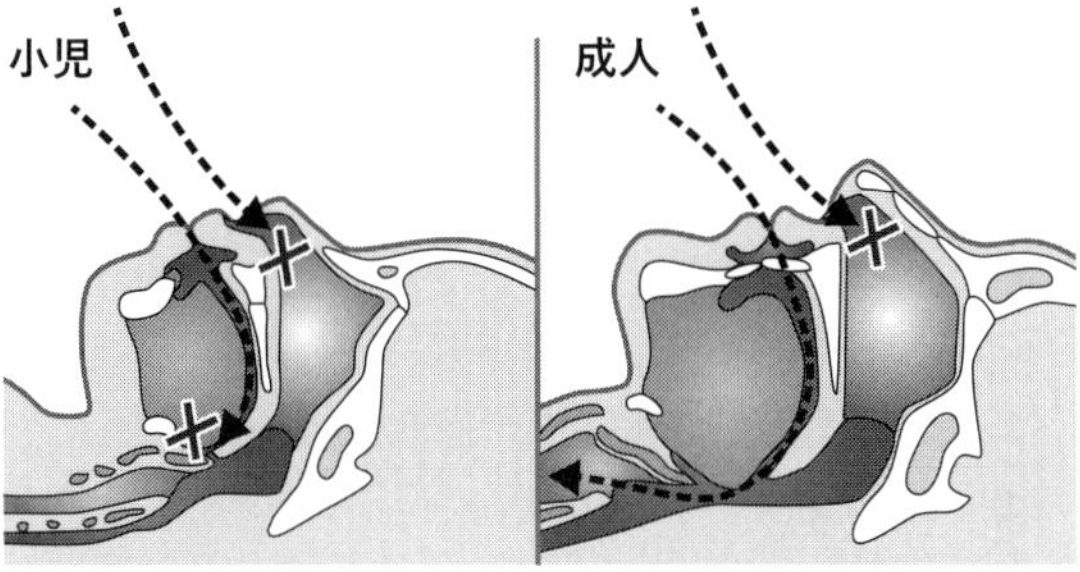

成人では鼻閉により鼻呼吸が困難になると代償性の口呼吸が容易に可能だが、
小児ではのどの構造上、口呼吸が容易にはできず、鼻閉自体が呼吸困難を引き起こす

子どもの無呼吸症は大人と違う

同じ「閉塞性睡眠時無呼吸症（OSA）」でも、大人と子どもとでは、病態も影響も診断基準も異なります。

大人は、睡眠中に息が止まっている瞬間がはっきりとわかるケースが多いのですが、**子どもの場合は、息がピタッと止まるようなことはあまりありません。**重症の場合は呼吸が止まることもありますが、かなりまれです。たいていは、無呼吸ではなく、非常に浅い低呼吸になっています。

また、大人は肥満が大きな原因となりますが、子どもの場合、むしろのどや顎、口のなかの形状などが原因となることが多いのです。例えば、口蓋扁桃やアデノイドの肥大、下顎の極端な小ささ、鼻炎による鼻づまりなどが原因になりやすいのです。

無呼吸症の子どものほとんどがいびきをかきますが、**呼吸が止まっている様子もない、太っているわけでもないということで、親御さんが見逃してしまうことが多い**のです。

子どもが無呼吸症になるのは、3、4歳ごろからです。そのくらいになると口呼吸ができるようになっているため、いびきや鼻づまりの苦しさがわかりにくくなっていて、それで親御さんが気づきにくいということもあります。

大人の無呼吸症についてはいろいろなところで警鐘が鳴らされ、診察・治療できる医療機関が増えているのですが、子どもの無呼吸症のことは、まだあまりよく認識されていません。

とくに、無呼吸症が子どもの正常な心身の成長や発達を損（そこ）ねてしまうことが知られるようになったのは、比較的最近の話です。小さい子のほうが、成長障害ははっきり出ます。

大人とは診断基準も治療戦略も異なるため、子どもの無呼吸症を扱う医療機関はきわめて少ないというのが現状です。

治療するには？

子どもの無呼吸症を治療するには、まず原因がどこにあるかを探します。

アレルギー性鼻炎などの鼻づまりによるものなのか、口蓋扁桃やアデノイドの肥大によるものなのか、耳鼻科的な視点から調べます。子どもの場合、顎の未発達が原因で気道がふさがりやすいということも考えられるので、顔の骨格についても調べることがあります。

鼻炎などによる鼻づまりには、医療機関で行なう医学的治療以外にも、普段からできる改善策として、薬や鼻洗浄なども効果的です。

口蓋扁桃やアデノイドの肥大の場合は、口蓋扁桃摘出、アデノイド切除の手術を行ないます。

顎が小さすぎる場合は、矯正歯科(きょうせい)にお願いして、顎を広げ、気道の拡大をはかる方法もあります。

大人の無呼吸症の場合は、鼻から空気を送る経鼻的持続陽圧呼吸療法「CPAP(シーパップ)」がよく用いられていますが、これは寝るときにマスクを装着し、器械につながった状態になります。そのため、睡眠中に大きく動き回る子どもには向きません。また、夜間ずっとマスクで顔面を押さえつけていることは、顔の骨格の成長を妨げてしまうおそれもあります。

大人と子どもとでは、治療法も変わってくるのです。

家庭でできる鼻づまり対策——鼻洗浄

何の病気でもそうですが、早期発見、早期治療ほど、早く治すことができます。睡眠障害が深刻な問題となる前に、家庭で対処できることを紹介します。

鼻吸い、鼻うがい、毎日2回すっきりさせてあげよう

アレルギー性鼻炎がひどいお子さんにぜひやっていただきたいのが、**鼻吸い、鼻うがい**です。

赤ちゃん、乳幼児のうちは、鼻吸い器を使って、鼻の通りをよい状態にしてあげてください。

少し成長して自分でできるようになったら、鼻うがいを励行させましょう。最初のうちはちょっといやがるかもしれませんが、鼻が通ると、すっきりして気持ちいいものです。寝る前に鼻うがいをすると、気持ちよく眠れることがわかると、率先してやるようになります。

できれば、歯みがきとセットで習慣化させられるといいと思います。歯みがきは歯の衛生です。鼻の衛生も一緒にやる。うまく習慣づけられると、いちばんの治療になります。

なぜ家庭でやる必要があるのか

昔は、学校の健康診断で「鼻が悪い」と診断されると、毎日、耳鼻咽喉科に通って鼻洗浄をしていた子どもがたくさんいました。しかし、いまは医療制度も違い、子どもたちも忙しく、毎日、鼻を洗うためだけに通院する子どもはまれになりました。鼻炎で通院するといっても、せいぜい週1回程度。1週間分の薬は出してもらえても、**鼻づまりは毎日起きます。**鼻のつまりをとることがいちばん手っ取り早く確実な治療法です。

毎日**鼻洗浄をしたうえで、さらに薬を使えば、より効果的**だということです。兵庫県西宮市の星野耳鼻咽喉科睡眠呼吸センターの星野忠彦先生に興味深いお話を伺いました。星野先生のクリニックはスパーマーケットに隣接しており、いつもたいへん混んでいますが、とくに夕方になると小さなお子さんを連れたお母さんが、子どもの鼻づまりの治療だけにたくさん受診するそうです。夕食の買い物ついでだろうと思っていたところ、お母さん方が言うには、夕方、星野耳鼻咽喉科にかかった日は、夜とても聞き分けがよく、寝つきがよくなり手がかからないそうです。鼻呼吸がしっかりできる子どもは寝つきもよくなるとのことで感心したものです。

そういう意味では、毎日ただ鼻を洗うだけという一見シンプルな医療のあり方にも、それなりに意味があったということもできます。

外から家に帰ったら、手洗いをしよう、うがいをしようということは周知されていますが、それに比べると効果があるわりには習慣化されていない鼻の洗浄。もっと浸透させたいところです。

ツーンと痛くならないコツ

鼻うがいは、ツーンとして痛いもの、という印象を持つ方がいるかもしれませんが、それは使用する塩水の塩分濃度や温度に原因があります。

痛くならないコツは、**カラダの浸透圧に近い塩分濃度、温度にする**こと。

鼻のなかは浸透圧に非常に敏感なので、ちょっと塩分が濃かったり薄かったりすると、鼻の粘膜の水分が吸収されてしまいます。それがあのツーンとする痛みになるのです。

いちばん手軽なのは、市販の生理食塩水を使うことですが、自宅で塩水を用意する場合は、**0・9%の塩水**を使用します。

温度は、体温よりちょっと低めのぬるま湯にします。

適切な鼻うがい水でやれば不快さはまったくありません。ぜひお試しを。

いびき対策には横向き寝

「横を向いて寝ると、いびきをかいていないとか、無呼吸になっていないと家族に言われるんです」

こう言われる患者さんがけっこういらっしゃいます。

あお向けの姿勢よりも横向きのほうが、気道狭窄(きょうさく)が起こりにくいのは、確かなことです。

実際、海外では、「体位治療」といって、横向きで寝ることが、いびきや軽度の無呼吸症の治療法のひとつになっている国もあります。

ただし、**日本では横向き寝は医療として適用されていません。**

横向きを維持するための器具、製品などは医療用としては認められず、いわゆる安眠グッズのようなかたちで扱われています。

例えば、いびき対策用の枕が市販されています。さまざまな形状のものがありますが、いずれも基本は「いかに自然な状態で横向きの体勢を維持するか」ということを考えて開発されたものです。

私も、枕をつくっている会社と共同で、いびきをかく方のための抱き枕を開発したことがあります。

眠っている間、人間は無意識に体勢を変えています。よく「自分は右向きでしか寝られない」と言う方がいますが、寝つくときは右向きでも、眠ってからは動いているのです。そこで、カラダに無理のないように横向きを維持するためにどうしたらいいかを工夫しているのが、いびき対策用の枕や抱き枕なのです。

いびきや無呼吸症の治療、根本的解決にはなりませんが、自分に合った枕が見つかると、睡眠の質の向上にはつながると思います。

鼻腔拡張テープの効果は？

寝るときに鼻に貼り、鼻腔を拡張するテープがありますね。科学的なエビデンスがあるかというと、きちんと検証されたデータはあまりないのですが、鼻づまりにもいびきにも効くといわれ、幅広い世代にわたり、愛用者がいるようです。

論文としては、「ブリーズライト（鼻孔拡張テープ）」を使ったときと使わなかったときとの脳波をとり、睡眠の安定性を調べた実験的研究があります。鼻腔が拡張されて**鼻呼吸が優先されたときのほうが睡眠が安定する**、という結果が出ていました。

鼻呼吸がしやすくなったことで、脳の温度が下がりやすくなり、睡眠の質が上がったということだろうと私は捉えています。

家庭でできることとして、このほかに、

・口で呼吸するのでなく、つねに鼻呼吸ができるようにトレーニングする
・口腔機能を高めるエクササイズをする（198ページ）

ことが挙げられます。

眠りをよくする大事なポイントが「呼吸」にある理由を、次章でたっぷり解説します。

第4章

「おロポカン」をやめさせるだけで呼吸も眠りも変えられる！

いびき、無呼吸は骨格が生む？

大人の睡眠時無呼吸症は、太りぎみで、首のまわりに脂肪がついて二重顎のようになっている人に多い、というイメージが強いかもしれません。

確かに、肥満の人に多い傾向はありますが、やせてシュッとした顔のイケメンタイプ、かわいらしい小顔タイプの女性でも重症の無呼吸になる人はいます。

無呼吸のお父さんの心配――「息子に遺伝する？」

重症の睡眠時無呼吸症で経鼻的持続陽圧呼吸療法「ＣＰＡＰ（シーパップ）」をしているというお父さんが、９歳の息子さんを診てほしいと連れてきました。

このお父さんの診断をしたのは当院ではなかったのですが、そこでドクターに言われたことが息子さんにも関係しているのではないかと心配になって、子どもの睡眠トラブルに対応している当院にやってきたのです。

お父さんは42歳、身長１７０㎝、体重80㎏。若いころは60㎏だったそうですから、

現在、さほど肥満がひどいようには見えませんが、体重は20kg増えてしまったようです。無呼吸だと診断されたときに、

「やせたら治りますか？」

と聞いてみたそうです。

するとを担当のドクターから、

「あなたの場合、太っていることがいちばんの原因ではなく、顔の骨格の問題（顎が小さいこと）ですから、やせても治りませんよ」

と言われたと言います。

それで、CPAP治療をするしかないと考えて、毎晩治療用のマスクを装着して寝るようになりました。

ある日息子さんがいびきをかきはじめたのを見て、ハッとしたそうです。

「骨格の問題ということは、遺伝するのではないか？　息子も無呼吸に苦しむことになるのではないか？　もしそうだったら、いつかCPAP治療用のマスクをつけなくてはいけなくなるんだろう。それは自分の顔のせいだ、なんとかできないだろうか」と考えるようになり、心配になったのです。

検査をしたところ、息子さんはごく軽症の無呼吸でした。だから、「そんなに心配はしなくてもいいけれど、鼻づまりの治療はしようね」ということになりました。

無呼吸は遺伝的なものではありません。

しかし、**骨格や体型は遺伝的に似やすいですから、同じような症状になりやすい傾向**はあります。

お父さんが重症の無呼吸と診断されたのは、肥満の問題よりも、骨格だということでした。顎が細く、歯並びがよくありませんでしたが、それが体質的に子どもにもあらわれやすいかどうかは、ふたつのことが考えられます。

ひとつ目は、家系的によく似た骨格をしているケース。

ふたつ目は、口呼吸によって顎が本来の成長ができずにこういう骨格に成長したケース。

このお父さんがどちらに該当するかは、ご両親やきょうだいなどの骨格と比べてみなければわかりませんから、どちらとも言いきれません。

ただはっきり言えることは、どちらであったとしても、息子さんは9歳の**いまから**

気をつけることで、将来、重症の無呼吸に苦しむことは避けられる可能性があるということです。

子どものときの口呼吸の習慣が顔の骨格を変える

口呼吸によって顎が発達しきらないとは、どういうことか説明しましょう。

例えば、アレルギー性鼻炎で鼻づまりがある子は、鼻で呼吸ができないため、自然と口呼吸をするようになります。そして、いつも口をちょっと開けているようになります。

口は、本来、ものを食べたり声を出したりするとき以外は閉じているのが普通の状態です。それが、いつも口をちょっと開けていると、どうなるか。

口を開けているのが常態になると、下顎が下がり、舌の位置も下がります。

これが成長期に何年間もずっと続いていることで、顔の骨格形成にも影響します。**顎が下がるような骨格になっていってしまう**のです。

正常に発達すると、顎は前に張り出していきます。ところが、口が半開きのままだと、本来成長するべきかたちに発育していかないのです。顎ができ上がらず、頬骨(ほおぼね)は正しく張り出さず、鼻腔も小さい。

細く小さな顎には永久歯が収まりきらないので、結果、歯並びが悪くなる。

顎の発達は、気道の形成にも影響します。鼻から呼吸をしていることで、鼻腔、咽頭、喉頭などが鍛えられて太くなっていくのですが、口で呼吸をしていると、鼻腔は発達せず、気道も育たず、狭いままです。

起きているときにはなんとか呼吸できていますが、寝ていると呼吸がしにくくなり、無呼吸になってしまうのです。

これは、**育ち盛りの子どもだからこそ起こる**ことです。

早く見つけてきちんと治せば、本来成長すべきかたちに修正していくことができます。気づくのが遅くなるほど、骨格ができ上がってしまいますし、よく眠れていない状態、睡眠の質が悪い状態が長く継続することになります。

大人の無呼吸と子どもの無呼吸はいろいろ異なりますが、このように**「成長を左右することにつながる」ところが最も重要な問題**だと私は考えています。

もし、肥満が原因でOSAになった場合は減量が根本治療となります。しかしながら、顔の骨格が問題で、大人になってから、無呼吸の治療法としてCPAPを用いるようになった人は、使いはじめたらずっと使いつづけなくてはなりません。しかも、それで無呼吸を治せるわけではなく、治療を続けることで効果を維持できる「保存療法」なのです。

しかし、**子どものうちでしたら、治せます。**

将来のリスクに対しての**予防もできます。**

それは、**子どもに鼻呼吸を徹底させること**――。

これだけで、子どもの眠りの充実度を変えられる、人生を変えられるのです。

鼻は呼吸のため、口は食事のためにある

人間ののどは、実に複雑な構造になっています。

鼻からの空気の通り道と、口からの食べ物の通り道とが、のどで一旦一緒になり、その合流点である咽頭腔（いんとうくう）から気管と食道に分かれています。喉頭蓋（こうとうがい）という弁が交通整

理をしているのです。

ときどき食べ物が気管に入ってしまってむせることがありますね。それは間違ったほうに入ってしまうからです。

呼吸の通り道と、飲食物の通り道とが交差点でクロスするような複雑な構造になっているのは人間だけ。ほかの哺乳類は、空気の通り道とものを飲み込む道とがはっきり分かれています。

そして、**人間以外の哺乳類はみんな鼻呼吸をしています**。鼻呼吸しかできないといったほうがいいかもしれません。鼻は呼吸のため、口は食事のため、両者の役割ははっきり分かれています。

例えば、犬はよく口を開けてハアハアやっていますが、あれは酸素を取り込むという呼吸目的でやっているわけではなく、体温調節が目的で、呼吸は基本的に鼻でしています。

人間も、生まれてすぐは鼻呼吸しかできません。赤ちゃんは、おなかがすくとおっぱいや哺乳瓶をくわえて離しませんね。口で呼吸していない証拠です。口では吸いつづけ、鼻で呼吸をしている。だから鼻づまりになると困ってしまうのです。

人間が口呼吸をするようになった理由

では、人間はなぜ口呼吸をするようになったのでしょう。

四足歩行をしている動物は、鼻から気道、気管、肺へと一直線につながっています。

しかし、人間は二足歩行をするようになって、頭蓋骨の角度が変わりました。気道も食道も、直角に折れ曲がるようになります。これによって咽頭腔ができたと考えられます。

さらに、人類は進化のある時点で**喉頭の位置を下げ、舌を自由に動かせるようになりました。**これにより**言葉を操れる**ようになり、ヒトが文明を飛躍的に発達させる礎（いしずえ）となりました。広くなった咽頭は、同時に口呼吸ができるようになったのです。

チンパンジーは脳が高度に発達していることが知られていますが、のどの構造が人間のようになっておらず、人間のように口から出す息の量を調節できないため、言葉をしゃべることはできません。そしてチンパンジーは口呼吸ができません。

文化人類学の研究では、ネアンデルタール人も話すことができたと見られているそ

図28　哺乳類ののどの形の違いと呼吸様式

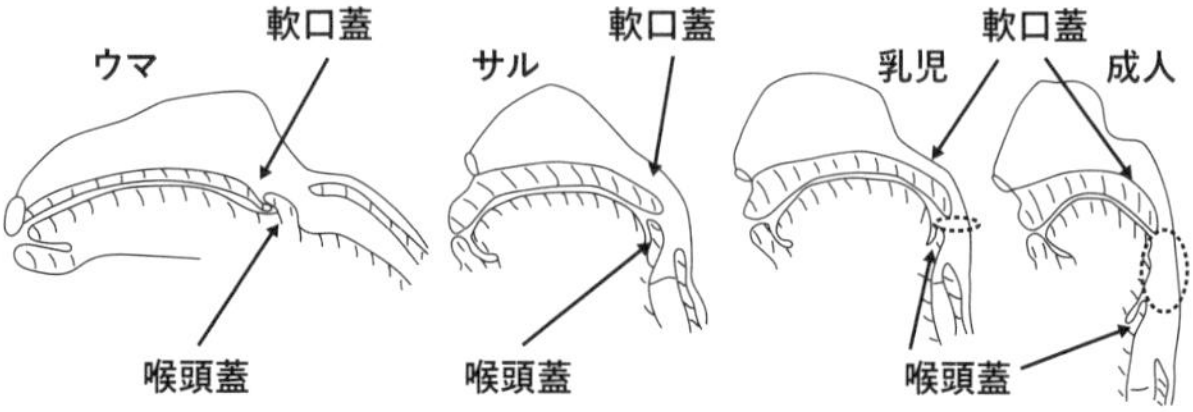

ウマ、サル、ヒトの乳児までは軟口蓋と喉頭蓋の距離が接近しており、鼻呼吸が優先で口呼吸はしにくい解剖学的構造になっている。一方、ヒトの成人は喉頭の位置が下がり、広いのどが形成され口呼吸が容易にできるようになった。

うです。ただ、その言語能力は、今日の人間の乳児と同程度だったであろう、といわれています。その理由は、のどの形が乳児とほぼ一緒だからだそうです。

人間ののどの構造は、6～8歳くらいで変わるといわれています。

赤ちゃんは鼻呼吸しかできないといいましたが、口呼吸ができるようなのどの構造になるのは、6歳くらい。それまでは口から息の出し入れをするルートがすごく狭く、発語、構音、すなわち言葉の発達があまり進みません。

8歳くらいになると、のどの位置が大人と同じような位置に変わってきて、発語・構音がはっきりしてきます。

人間は、複雑な形状ののどの構造により、言語によるコミュニケーションというツールを手に入れました。同時に、口でも息を出し入れすることができるようになったのです。これは進化のために非常に重要なことだったわけですが、それにより「鼻は呼吸のための、口は食事のための器官」という役割分担が不分明(ふぶんみょう)になったのです。

小顔が危ない!

いつのころからか、小顔がもてはやされるようになりました。

小顔の人はみんなからうらやましがられますが、いいことばかりとは限りません。**睡眠と呼吸という観点からは、健康を害するリスクと背中合わせ**です。

以前テレビ番組で、タレントの西村知美さんが、自分は睡眠時無呼吸症だと言っていました。顎の小ささが原因の無呼吸であることはほぼ間違いないでしょう。

アイドルタレントやモデルの人たちは、とくに小顔の人が多いですね。家系的なものなのか、口呼吸が原因の顎の未発達によるものなのかはわかりませんが、年をとってから無呼吸に悩まされなければいいな、と心配になります。

テレビでお天気お姉さんをやっているという人が、当院を受診したことがあります。やはりとてもスタイルがよく、加えて小顔で、来院の理由は「いびきを治したい」ということでした。

聞けば、ご両親も、おじいさん、おばあさんも同じような骨格で小顔だということで、家系的な小顔のようです。

顎の小ささが呼吸に不利になっているという話をすると、「うちは家族全員いびきがすごいんです。それが顔の骨格のせいだったなんて……」と驚いたようでした。

警告！うちの子は「小顔でかわいい」と目を細めているあなたに

顔が小さいといえば、フレンチブルドッグやパグなどの「短頭犬」も愛くるしいですが、その**「かわいさ」の代償として、生まれついての呼吸障害を抱えている**ことをご存じでしょうか。

犬は本来、鼻が長く、前に突き出しているのが普通ですが、ペットとして「かわいらしさ」を求めた人間は、人工的に交配をくり返して、鼻ぺちゃの小さな顔の犬を創ったのです。

いつも鼻をふがふがさせているのは、呼吸がうまくできないから。気道や呼吸器の病気がとても多く、「短頭種気道症候群」と病名までつけられているほどです。

伸びるはずの顔の骨格が伸びないことで、本来のような自然な呼吸ができず、おまけに病気になりやすい短頭犬――。あるべき状態にまで育っていない人間の小顔も、少し近いものがあるような気がします。

小顔のわが子を「かわいい」と喜んでいる親御さん、あるいは「小顔のかわいい子に育てたい」と思っている親御さん、かわいらしさの裏側で、その小顔がお子さんを苦しめるものになっていないかどうか、注意してあげてください。

「平たい顔族」はリスク高し！

そもそも日本人は、顔の骨格が平板な民族です。

映画にもなったヤマザキマリさんの漫画『テルマエ・ロマエ』（エンターブレイン）

図29 「縄文人顔」「弥生人顔」

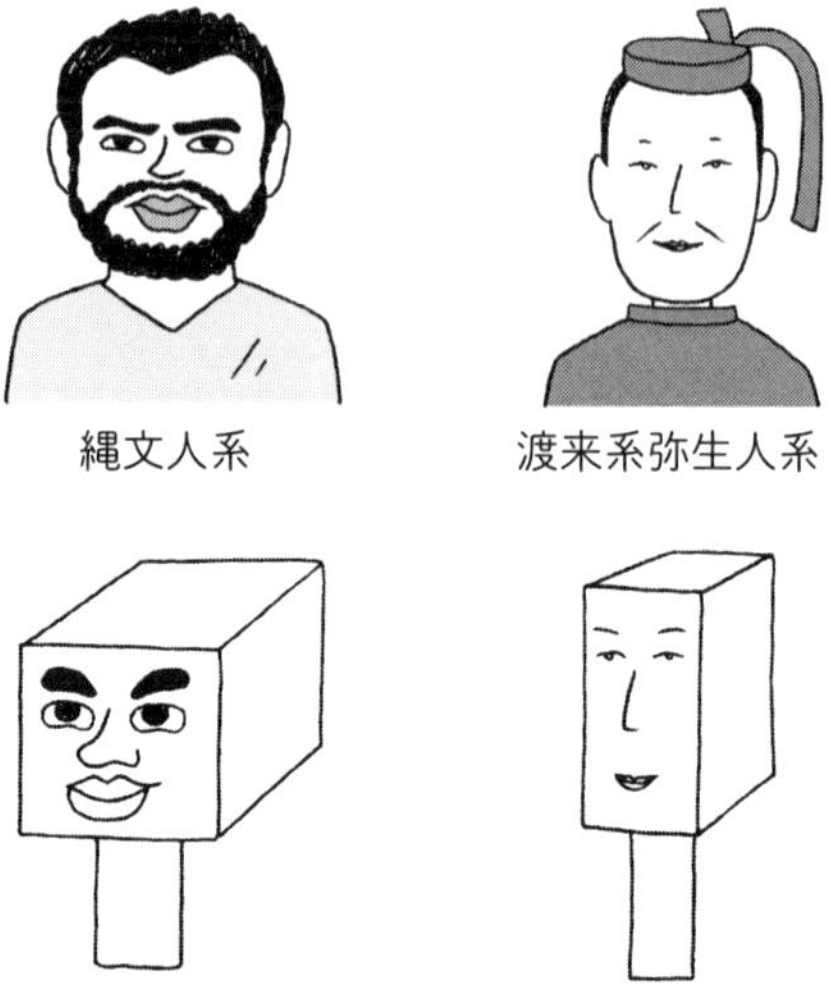

Ⓐ 顎顔面形態の後退が気道を狭くした?
出典：『睡眠医歯学の臨床』内「Long face syndrome」佐藤誠より

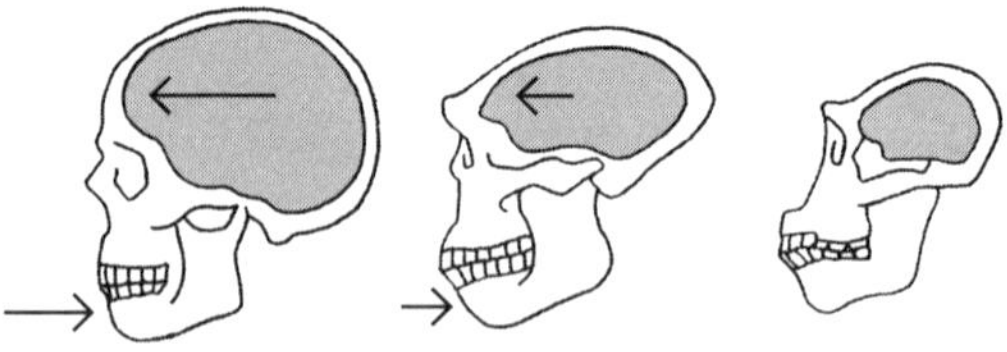

Ⓑ 進化とともに頭蓋骨が大きく、顔面頭蓋が小さくなり、下顎の後退が気道をより狭くしている?
（直立歩行、口呼吸、咀嚼、食文化の変化、歯数の減少）

で、古代ローマ人が日本人を「平たい顔族」と表現していましたが、日本人の骨格は欧米人に比べると、まさしく平たい顔、フラットフェイスです。

欧米人は目鼻立ちがくっきりとして彫りが深いこともありますが、顎が前に張り出していて頭骨そのものが前後に厚みがあります。それに対して、日本人、いえ日本だけでなく東アジア人は全般的に、顎が引っ込んでいて頭骨に前後の厚みがありません。

こうした**奥行きのないフラットフェイスは、気道が狭く、無呼吸になりやすい**のです。もともと顔の骨格自体が、不利な造りなのですね。

もちろん、「平たい顔族」である日本人のなかにも、いろいろなタイプの顔があります。

よくたとえに出されるのが、「縄文人系」の顔と「弥生人系」の顔の違いです。

縄文時代に日本に渡ってきたとされる縄文人の顔は、横長で角ばっており、頬や下顎が張り出していました。目、鼻、口など顔のパーツも大きく、濃い眉(まゆ)、厚い唇、濃いひげを持っていた、と考えられています。いわゆる「濃い顔」の系統です。

一方、その後、弥生時代に大陸から渡ってきた弥生人の顔は、上下に細長く、平面的で凹凸が少ないです。薄い眉、切れ長の細い目、低い鼻、薄い唇、ひげも薄かった、と考えられています。ひな人形に見られるような公家顔、いわゆる「薄い顔」です。

現代の日本人は、この両者の血を受け継いでいるといわれています。睡眠と呼吸という点で考えると、**のっぺりしていて顎の細い弥生人系タイプの人のほうが不利**だということになります。

しかし、誰でも太ってしまったら、寝ているときの気道は狭められてしまいます。また、口呼吸をずっと続けていたら、骨格もだらりと下がってしまいます。リスクはいろいろなところに潜んでいるのです。

「お口ポカン」は百害あって一利なし

街で見ていると、ポカンと口を開けている子どもを見かけることが非常に多いです。小さな子どもばかりでなく、大学生くらいの年齢でも、口を半開きにして一心にスマホを見ていたりします。

思わず、「ボーっと生きてんじゃねーよ！」でお馴染み(なじ)のキャラクターに代わって、

「ボーっと口開けてんじゃねーよ！」

と叱り(しか)たくなります。

口をポカンと開けていることは、「百害あって一利なし」なのです。直さなければ困ったことがどんどん増えます。ものごとには、だいたいメリットがあればデメリットもあるものですが、お口ポカンには何ひとついいことがありません。デメリットばかり、即刻やめさせるべし！　なのです。

お口ポカンはトラブルの元凶

無意識のうちに口が開いているのは、鼻ではなく、口で呼吸をしている子が多いからです。口呼吸がクセになっている子の口元を観察すると、いろいろな特徴が見られます。

1 いつも口が半開きになっていることで、口のなかの唾液の分泌が減る。そのため**虫歯になりやすい**。

2 口のなかが乾燥し、**唇が乾燥している。唇がめくれたようになっている。前歯に汚れがつきやすくなる**。また、においのもととなる細菌が増えて**口臭が強くなる**。

3 鼻呼吸の場合は、鼻毛や粘膜が外から入ってくるほこりやウイルスを防ぐフィルターの役割を果たしているが、口呼吸は直接入ってくるので、**風邪を引きやすくなる。インフルエンザにかかりやすくなる**。

4 ずっと口が開きっぱなしだと、前述したように**下顎が下がり、顎が正しく成長しない**。そのため永久歯に生え変わるとき、小さいままの顎、細い顎に収まりきらないため、**歯並びが悪くなる。噛み合わせが悪くなる。出っ歯になる**こともある。

5 ポカンと口が開いているのと、**姿勢の悪さ**は、たいていセット。「いつも口を開けているけれど、姿勢はいいね」ということはまずない。お決まりのように背中が丸まっている。

6　口を開けっぱなしなので、口のまわりがたるみ、**締まりがなくボーッとして見える**。また、**口のまわりの筋力が鍛えられない**。

7　口やのどの筋肉が弱く、噛んだり、飲み込んだりする協調運動が悪く、食べるのが不得意。

このうえに、夜寝ているときに、いびきがあったり、寝苦しさがあったりして、深く眠れないことにより睡眠不足になるわけです。生きづらくてたいへんですよね。子ども自身は、意識してやっているわけではなく、いつのまにかそうなってしまっているのです。

放っておいて、自然と口が閉じるようになり、鼻呼吸になる、ということは100%ありません。

これは、**親が意識して変えてあげなくてはいけない**ことなのです。

これって無呼吸のこと？

「無気力・倦怠(けんたい)感・食欲低下・注意散漫・不安定・怒りっぽいなどの鼻性注意不能

図30　アデノイド顔貌の子供

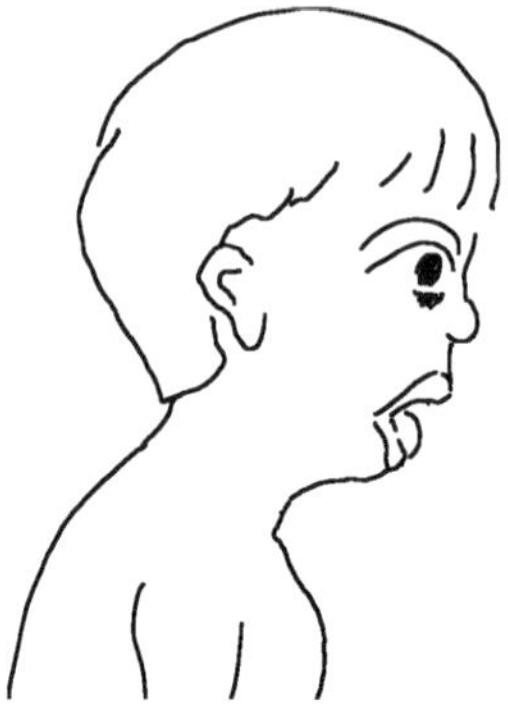

炎症のくり返しによるアデノイド顔貌

特徴

- 常に開口し、口呼吸、下あごの位置が後退、よだれ：アレルギー性鼻炎、アデノイド肥大、口蓋扁桃肥大などによる鼻閉が要因
- 目の下のクマ：起床時から疲れていることあり、不機嫌、食欲がない
- 猫背：気道確保のため猫背で顎を前に突き出す姿勢
- 漏斗胸：睡眠中の陥没呼吸により変形することがある

成長がやや遅く痩せていることも

症。鼻がつまって、ボーッとしている顔になり、漏斗胸（胸郭の一部が陥没している疾患）、胸囲・体重が平均以下。成長が悪くて、口蓋が高く、重心の低い下顎。眼筋、顔に緊張がない。夜間、よく休めていない、口で呼吸している」

私の手元にある耳鼻科の教科書に、こう記載されている疾患、無呼吸症のことかな、と思うような症状です。

実はこれは**「アデノイド顔貌」**の特徴です（図30）。

アデノイドは鼻腔の奥にあるリンパ組織で、細菌やウイルスの侵入を防ぐ働きをしています。幼児期に肥大するのですが、頬から下がもっさりとむくんだような顔つきになるのがアデノイド顔貌です。

口呼吸がクセになっていて、いつもお口ポカンになっている子は、顔がたるんでアデノイド顔貌とよく似た風貌になりやすいのです。

そのアデノイド顔貌を、日本ではどういうふうに扱っていたか。

大正9(1920)年に当時の厚生省がアデノイド健診を日本に普及させています。そのときの文書通達には、理由がこう書かれています。

「屈強な国防能力を持つ子どもの選別のために、アデノイド健診をしなさい」

つまり、アデノイド顔貌の子は、国防能力を持つ子として不十分なので選別しろということを、国が通達で出しているのです。

さらに、太平洋戦争後の昭和33(1958)年には、改正学校保健法で、「学習に支障を生じる可能性のある疾病として、アデノイド健診をしなさい」とあります。

ここでは、アデノイドは学習に支障をきたす疾病だと認識されています。

その当時のことですから、その根拠が科学的に確かなものかというと、いまでいうエビデンスはありません。けれども、国の医療政策の一環として、アデノイド顔貌は心身の発育に影響を及ぼす疾患として区別の対象になっていたのです。

昭和30年代には、睡眠の質の劣化が心身に重大な影響を及ぼすことは、一般社会ではまだ知られていなかったと思います。しかし、アデノイド顔貌であると、学習に支障が生じる可能性のある子とされたわけです。

国防に役立つかどうか、学習に支障がないかどうか、といったことを区別の基準にしようとするやり方は、今日（こんにち）の社会情勢からすると問題ではありますが、少なくとも、**口で呼吸していることへの問題意識は社会で共有されていた**といえます。

社会で連携して意識を広げていこう

「口を開けているとバカに見えるから気をつけなさい」
「お口はきちんと閉じなさい」

かつて、大人が子どもによく言っていた言葉です。

親も口うるさく注意を促しましたし、子ども自身も気をつけようという意識がありました。口呼吸はよくないもの、口は閉じているものということは、家庭で躾の一環として教えられていました。

ところが、いまはあまり言わなくなってしまいました。

ことによると、いまのお父さん、お母さん世代は、**自分も口呼吸をしていて、子どもが口を開けていることにあまり問題意識を抱かない**、ということもあるかもしれません。

家族の形態も、核家族化しています。昔は大家族だったので、「ほかの子はいびきをかかないのに、この子だけ違う」と気づきやすかったのですが、少子化になって家族のユニットが小さくなっている昨今は、「ちょっとおかしいかも」と気づく機会そのものも減っています。

口呼吸しているお子さんを病院に連れてくる親御さんのなかには、**おじいちゃん、おばあちゃんから指摘された**というケースがけっこうあります。

ご両親は気づかなかったけれど、おばあちゃんが、

「この子はいつも口を開けてるよ、おかしいから病院で診てもらったほうがいい」

と言ってくれたのが口呼吸に気づくきっかけになった、といった話もしばしば聞き

ます。

口呼吸は正常な呼吸ではない、早期に治さないと、その子の人生にさまざまな悪影響を及ぼすということを、もっと認識してもらわなければいけないと思います。

例えば、日本には0歳児健診、3歳児健診、就学時健診など、乳幼児健診の機会が多くあります。ドクターだけでなく、保健師さんの目もあります。保健師さんはたくさんの子どもたちを見ていますから、違い、変化がすぐわかるのです。

「よくお口を開けていませんか？」

「いびきをかきませんか？」

「鼻がつまっているようですが、洗浄していますか？」

健診のときにこういったことを親御さんに聞くような仕組みができれば、気づきやすくするチャンスになるのではないかと思います。

健診の場で、口呼吸を見つけて、まず家庭から、必要があれば病院も含めて、みんなで連携して注意して見ていく。ひどくなる前に早く治していくような仕組みを、社会としてつくり上げていくことができるといいのではないでしょうか。

よい眠りは口を閉じることから

ネイティブ・アメリカンの教え「口を閉じて健康的に生きなさい」

アメリカの西部開拓時代の画家、著作家、旅行家で、ジョージ・カトリン（1796～1872年）という人物がいます。ネイティブ・アメリカンの生活に関心を持ったカトリンは、彼らの生活の様子をつぶさに観察し、『Shut Your Mouth and Save Your Life』という本を書いています。

そのなかで、彼らには**「口を閉じて健康的に生きなさい」**という教えがあると言っているのです。

例えば、赤ちゃんが口を開けて呼吸しようとすると、母親は赤ちゃんの唇をつまんで口を閉じ、鼻呼吸をさせるように促すといいます。また、その本では、よい眠りが鼻呼吸でもたらされることも指摘しています。

図31　カトリンの描いた絵

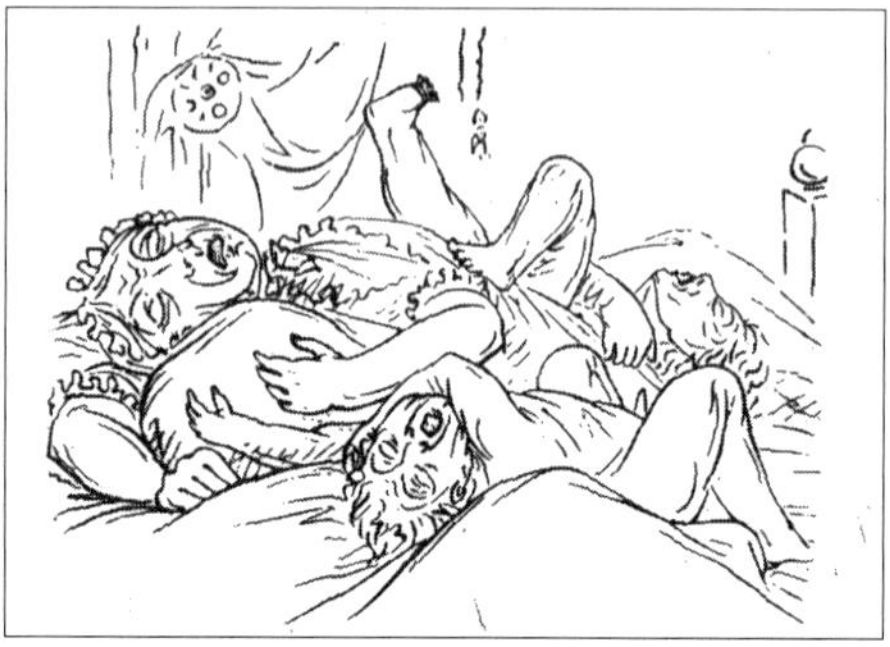

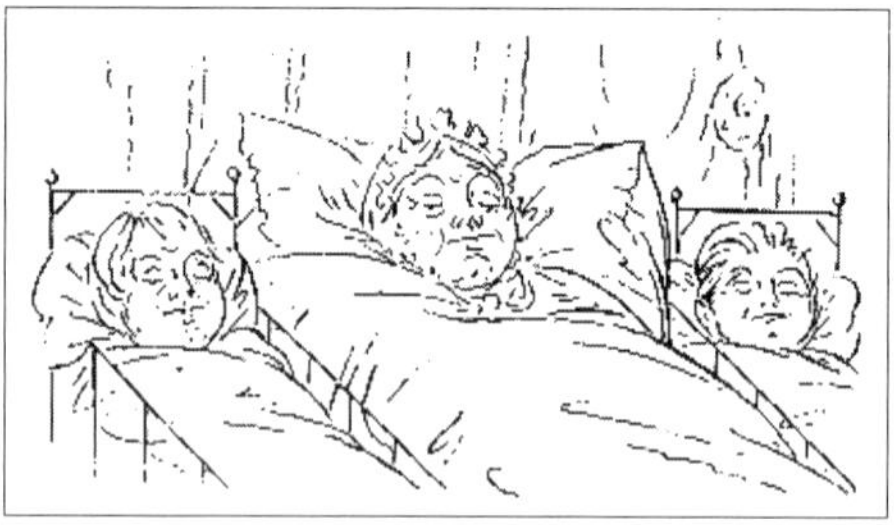

その時代から、ネイティブ・アメリカンの人たちは、口を閉じることこそが健康的に生きるために大切なことだということをよく知っており、それを実践、伝承していたのです。

口呼吸は子どもを壊す!

睡眠時無呼吸症候群の名づけ親でもあるスタンフォード大学のギルミノー博士は、睡眠医学に関して、とにかく幅広く、かつ深い知識を持っているバイタリティあふれる研究者でした。

私はスタンフォード大学に留学していたとき、西野精治先生のラボでお世話になっていたので、ギルミノー博士は直接の指導教官ではありませんでしたが、彼の所属する睡眠センターで毎週顔を合わせ、いろいろなレクチャーを受けました。

帰国後も、学会などで顔を合わせると、「なんだ、お前はこんなことも知らないのか」と、さまざまな知見をご教示いただいたものです。

ギルミノー博士がここ20年ほど、とくに情熱を注いでおられたのが子どもの無呼吸に関してでした。昨年（２０１９年）、ギルミノー博士の弟子のひとりである、愛知医科大学の塩見利明（としあき）先生が日本睡眠学会を開催することとなり、彼の招聘（しょうへい）でギルミノー博士が来日し、睡眠学会で子どもの無呼吸症の予防について講演をする予定となっていました。ギルミノー博士は、来日直前に体調を崩されその後、他界されました。日本ではいまだに子どもの無呼吸症の正しい理解が足りないことをなんとかしたいということで、引き受けてくださっていたので、本当に残念でした。


　無呼吸というと、肥満と結びつけて語られることが多いです。確かに、子どもでも肥満が原因で無呼吸を起こしている例は少なくありません。

けれども、**肥満が原因の場合は、やせれば治ります。**

アデノイドや口蓋扁桃の肥大が原因の場合は、手術で切除することでたいていは治ります。

　しかし、そのいずれでもないケースや、手術後に再発するケースが多々あります。アレルギー性鼻炎をはじめとする鼻呼吸障害がそのひとつです。

　鼻で息ができないことから口呼吸になっていても、無呼吸の発症に気づきにくく、抜本的解消策もありません。**口呼吸の状態が持続することで、成長期の子どもの顔の骨格の発育にゆゆしき問題が生じかねません。**

鼻呼吸障害を持つ子どものリスクを、ギルミノー博士はいち早く提唱していました。

口呼吸の習慣は子どもの正常な顔の骨格成長と、正常な呼吸機能の発達を妨げます。

そして、睡眠を妨げ、子どもを壊していくのです。

子どもの口呼吸と無呼吸の関係をシンプルにまとめると、こうなります。

慢性の鼻づまりがあると、口で呼吸する習慣ができる

↓

口呼吸習慣により気道の周りの筋肉（のどや口）の働きの成長が遅くなる

↓

口呼吸のために口腔内や頭の角度に異変が生じ、上顎、下顎の発育を悪くする

↓

顎の発育が悪くなると、気道が狭くなり、さらに正しい呼吸の調整ができなくなる

↓

気道が狭いと、寝ているときに無呼吸が起こる

↓

深くぐっすりと眠れず、睡眠のリズムも乱れる

↓

成長ホルモンの分泌が減り、脳やカラダの成長を妨げる

↓

さまざまな症状となってあらわれる

口呼吸をやめることで、この負の連鎖を止められるのです。

図32　鼻呼吸障害の顎顔面発育への影響

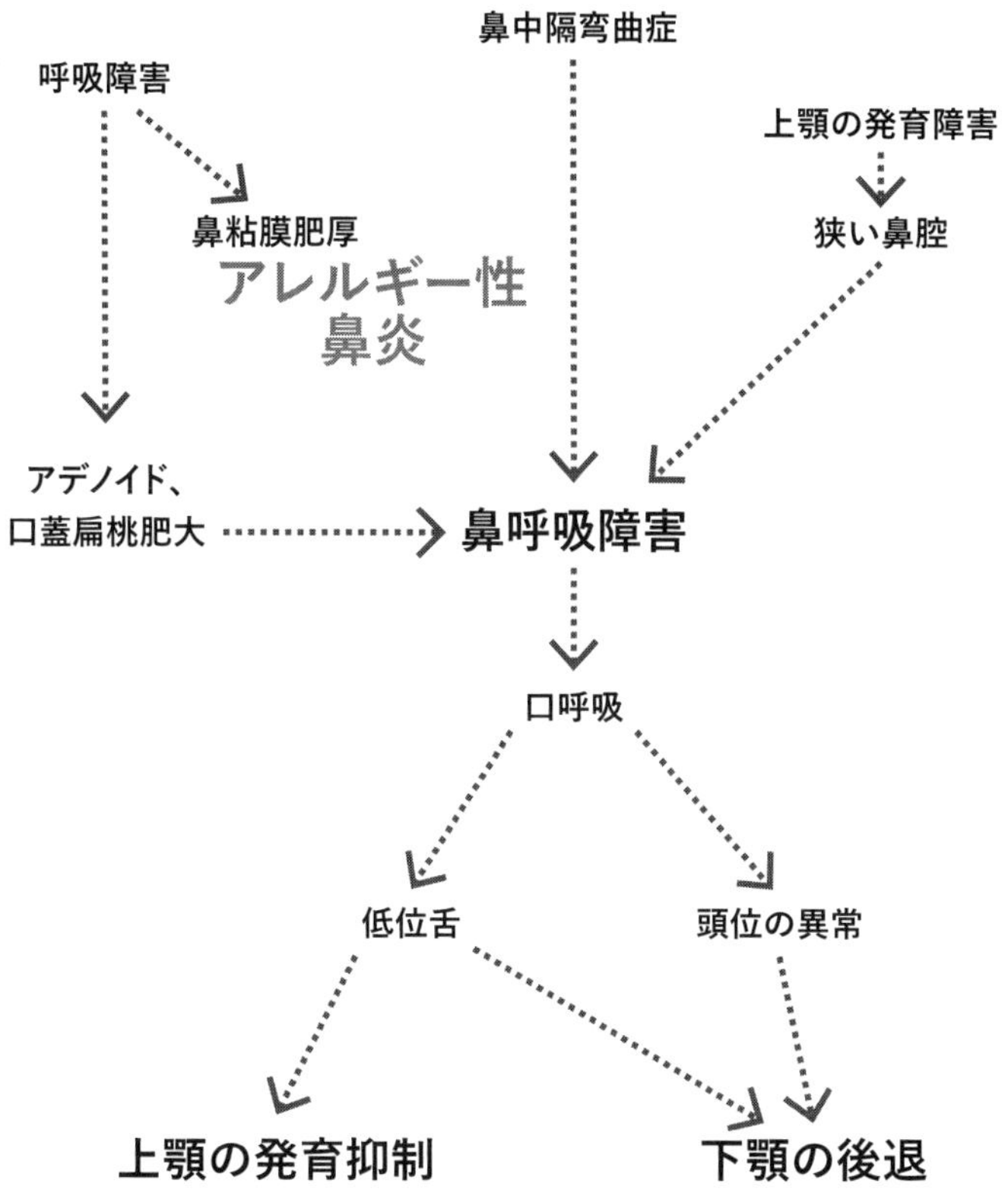

出典：Pediatric Obstructive Sleep Apnea Syndrome. Guilleminault C, et al. Arch Pediatr Adolesc Med. (2005)159(8):775-785

鼻呼吸が子どもを救う

口呼吸をチェック!

子どもが口呼吸になっているかどうかがよくわからなかったら、「1分間、お口を閉じたままにしてみよう。おしゃべりもしないでね」と言って、できるかどうかを見てください。

閉じていられないようだったら、口呼吸になっているということです。

鼻洗浄をしてから、もう一度やらせてみましょう。

鼻づまりが原因だったら、鼻が通れば自然と鼻呼吸ができるはずです。もともと赤ちゃんのときはみんな鼻呼吸だったのですから、できない子はいません。

鼻が通っているのに口呼吸になってしまっているとしたら、鼻づまり以外の原因が何かあるはずです。

「口を閉じるためのテープが市販されていますが、効果があるものですか？」

とよく聞かれます。

科学的な検証がされているとはいえませんが、寝ているときに口を開けっぱなしにしている状態をやめるためには、ある程度の効果はあるのではないかと思います。

ただし、テープで強制的に留めているだけなので、自分で口を閉じていられるようになるわけではありません。

睡眠周辺グッズは「眠りをよくする」ものでなければダメ

睡眠の周辺には、習慣を変えるためのデバイスとして、実にさまざまな商品があります。

私は、その善し悪しの判断基準として、それを用いることで**快適に眠れなくなるようなものは望ましくない**と考えています。

例えば、横を向いて寝るといびきが軽減されるということで、横向き寝を維持するためのグッズのなかに、あお向けになるとビリッと電気が流れるようなものがあります。確かに、それを使っていたら、そのうちあお向けにならなくなるかもしれません。しかし、ビリッとくるということは、起こされるということ。眠りを浅くしたり、リズムを乱したりするわけです。

目的は、いびきをなくすことではなく、眠りをよくすることです。ビリッとくることで「パブロフの犬」のような習慣づけができたとしても、それは睡眠をよくするという本来の目的から逸脱（いつだつ）していると言わざるを得ません。

予防に勝る治療なし

現代医学では、治療法もどんどん進んでいますが、一方で「病気にならないようにする」ための予防医学ということが非常に重視されるようになりました。

治療というのは、なってしまった病気に対する「対症療法」です。一時的にはよくなったとしても、病気になる前の状態に戻すわけではありません。

例えば、口蓋扁桃の切除手術をする。いびきもなくなりますし、呼吸も間違いなく楽になります。しかし、だからといって口呼吸が完全になくなるかというと、そのまま続いてしまうことがあります。クセが直らない人や、口まわりの筋肉が下がってしまっている人もいます。

そういう場合は、口腔機能を高めるエクササイズをしてもらいます。

顎の小さいことが原因の口呼吸の場合、矯正歯科の先生にお願いして、**顎の骨格を広げる**という方法もあります。

歯並びをよくする歯列矯正と同じ考え方で、顎の骨格全体を、本来成長すべきかたちに広げるのです。口のなかにしっかりスペースができることで、舌の位置も落ちつきやすくなる、歯並びもよくなる、なにより気道が広がり、呼吸が楽になるのです。

これにしても、顎を広げればいいというものではなく、併せて、正しい呼吸を調整する機能を獲得する口腔機能訓練のアドバイスをしてもらいます。

治療することは大事です。しかし、もっと大事なのは予防すること。

ならないための方法を知り、それに則した生活習慣を身につけること。これに勝る方法はありません。

鼻呼吸を習慣づけよう

「無呼吸症の予防には、なによりもまず**鼻呼吸の確立**が重要である。**乳幼児期からの正常な鼻呼吸が、子どもたちの成長を正常に促す**ことになり、ひいては、**将来の無呼吸の予防になる**」――ギルミノー博士が強く言いつづけていたことです。

「日本人のようなフラットフェイスは無呼吸のリスクが高い。だから、日本のみんなにもぜひこのことを強く提言したい」

ギルミノー博士は、実は来日以前にがんが全身に転移しており体調は万全ではありませんでした。しかしながら、前出したように子どもたちが本来持っている成長の能力を引き出してあげる生活習慣と医学的治療の知識を日本で普及し、日本が社会の仕組みとして取り組むことが必要だということを伝えたいということで講演を引き受けてくれたのでした。

私は、日本で睡眠専門医として診療にあたっている者として、またギルミノー博士の謦咳(けいがい)に接した者として、先生の知見と提言とを伝え、広めていきたいと考えています。

呼吸の基本は鼻。起きているときも、寝ているときも、鼻呼吸をすること。

子ども自身が気づけることではないので、ご両親が気づいて直すように仕向けてあげることが重要です。

呼吸の状態がいいと自然に口が閉じます。眠っているときも呼吸が楽にできて、眠りの質がよくなります。

子どもの睡眠の質は、脳とカラダの成長に、勉強や運動の能力発揮に、大きく影響します。脳とカラダを健やかに育(はぐく)む眠りを与えてあげましょう。

大人になってからの無呼吸症を予防でき、心筋梗塞(こうそく)や脳出血といった大きな病気のリスクを遠ざけられる眠りを与えてあげましょう。

その大事な鍵(かぎ)をにぎっているのが鼻呼吸なのです。

よい眠りは鼻呼吸から――。

これができるかどうかで、子どもの人生が大きく変わります。

子どもの口呼吸を改善するメソッド

ギルミノー博士は鼻呼吸の大切さとともに、ヒトがもともと持つのどの機能について多くの教えを残しています。もともとヒトはお母さんのおなかのなかにいる胎児のときから、口、のど、顔の筋肉のトレーニングを始めており、飲み込む、吸う、呼吸をするなど誕生後の正常な発育のための準備をしています。

ところが、トレーニングしているはずの、口、のど、顔の機能が十分でない場合、誕生後、顔の骨格の発育が十分進んでいかないとしています。そしてこの発育の遅れが、後の成人の睡眠時無呼吸症発症の原因となること、その予防として、正しい鼻呼吸の習慣の獲得が必要なことと、口腔機能訓練が重要としています。口腔機能訓練は、矯正歯科の治療の一環で、口、のど、顔の筋肉の運動療法です。

もともと矯正歯科では治療の一環に口腔機能訓練という、口とのどの運動療法が古くから行なわれています。これは歯並びの矯正の際、正しい顎の発育を促し嚙み合わせや飲み込みの機能をよくすることが目的です。この際、正しい鼻呼吸の習慣獲得が前提であり、矯正治療の過程で子どものいびきが改善することはよく経験されています。それを応用し、いびきや無呼吸症の治療としようという試みが欧米で行なわれ、その有効性が報告されています。英語版ですがYouTubeでは、スタンフォード大学のオードリー・ヨーン先生が公開しているエクササイズを見ることができます。われわれも清水歯科クリニックの清水清恵先生と共同で、いびき、無呼吸のためのエクササイズを作成しましたので紹介します。

スタンフォード大学がつくったエクササイズ

10種類くらいのエクササイズを、ひとつ10回くらいずつ。朝と寝る前、1日2回、4〜6カ月くらい続けます。

正しい呼吸、正しい構音（話すこと）、正しい咀嚼・嚥下（噛むこと、飲み込むこと）、この3つの機能の成長を正してあげることが口腔機能訓練の目的です。

口のまわりの筋肉、舌の動かし方、話すこと・飲み込むこと・呼吸することの3つをサポートし、のどの使い方、機能を促すためのトレーニングです。

呼吸習慣と口腔咽頭、上気道機能改善目的のエクササイズ

ＭＦＴ（口腔筋機能療法）は舌の働きや舌の位置を適切にしたり、口唇を閉じやすくする訓練です。ＭＦＴにより舌の働きや位置が改善されたり、自然な口唇閉鎖が可能になることで、いびきや睡眠時無呼吸症にも効果があると海外では注目されています。

いびきが気になって、次の症状があったら、ＭＦＴをお試しください。

①舌の動き、普段の舌の位置、口唇の状態をチェックしてみましょう！

□ 食事をしているとき、話すとき、舌が口唇より前に出る
□ 普段、舌が上顎の天井から離れている（舌が上顎の真ん中に触っていない）
□ いつも口が開いてる

当てはまるものがひとつでもあったらＭＦＴを行なったほうがよい口です。

②に進みましょう。

②鼻がつまっていないかどうか、自然に口を閉じることができる状態か確認しましょう！

□ 口を閉じて、鼻だけで息をすると苦しい

□ 突き出た前歯や顎（上でも下でも）が邪魔して自然に口が閉じられない

□ 口を閉じると口元にたくさんのシワができる

当てはまるものがひとつでもあったらMFTはお勧めできません。まずいびき（睡眠）の専門医への受診をお勧めします。

当てはまるものがなかったら③に進みましょう。

③訓練の一部を紹介します。❶～❺を朝と晩、1日2回行なってください。

❶ 鼻呼吸の練習

右の小鼻を押さえて左の鼻の穴から息を吸い、左の小鼻を押さえて右の鼻の

穴から息を出す。5回くり返す。

左の小鼻を押さえて右の鼻の穴から息を吸い、右の小鼻を押さえて左の鼻の穴から息を出す。5回くり返す。

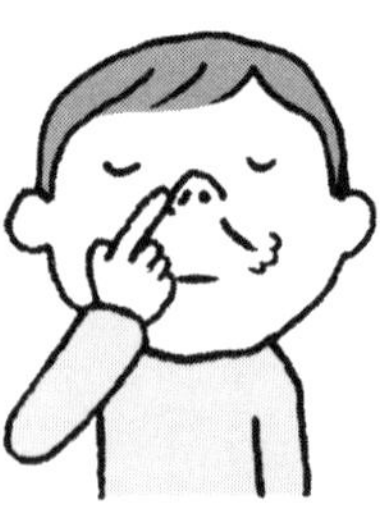

2 舌を動かす練習

口を開けて口唇に舌が触れないように舌を真っ直ぐ前に出して10秒キープし、次に舌の先端を右の口角につけて10秒キープ、左の口角につけて10秒キープ。これを1クールとして10回くり返す。

＊舌を動かす方向に顎も一緒に動いてしまう人は、顎を指で軽く押さえて舌だけを動かすようにしてください。

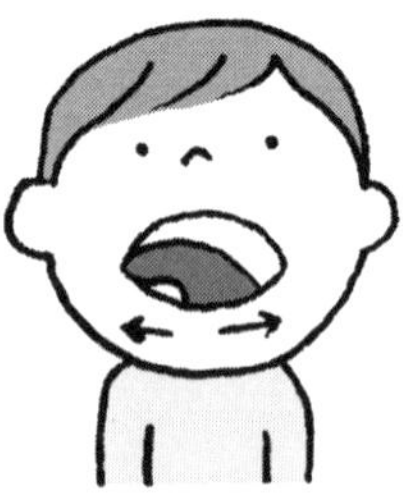

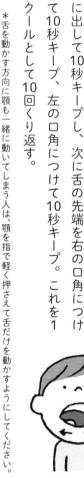

3 舌を上顎の天井につける練習

舌の先端を上顎の前歯の後ろの歯茎につけて、そのまま舌全体を持ち上げて上顎に密着させたらポンと音を立てて離す。10回くり返す。

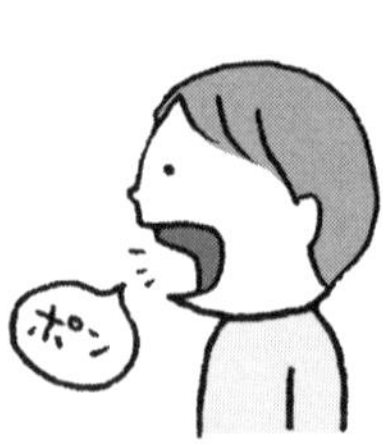

4 舌を上顎の天井につけて唾を飲み込む練習

舌の先端を上顎の前歯の後ろの歯茎につけてそのまま口を閉じる。30秒数え、唾がたまったら、舌を上顎に密着させたまま奥歯を軽く嚙み合わせて唾を飲み込む。10回くり返す。

＊奥歯を嚙み合わせて飲み込んでいれば咬筋(こうきん)（下顎の後ろの方の筋肉）が収縮して硬くなるのがわかります。

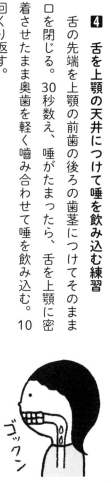

5 口まわりの筋肉のストレッチ

右の頬に空気をため頬を膨らませる。5秒キープ。左も同様に行なう。

下口唇と歯の間に空気をためて下唇から下を膨らませる。5秒キープ。上口唇と歯の間にも空気をためて同様に行なう。10回くり返す。

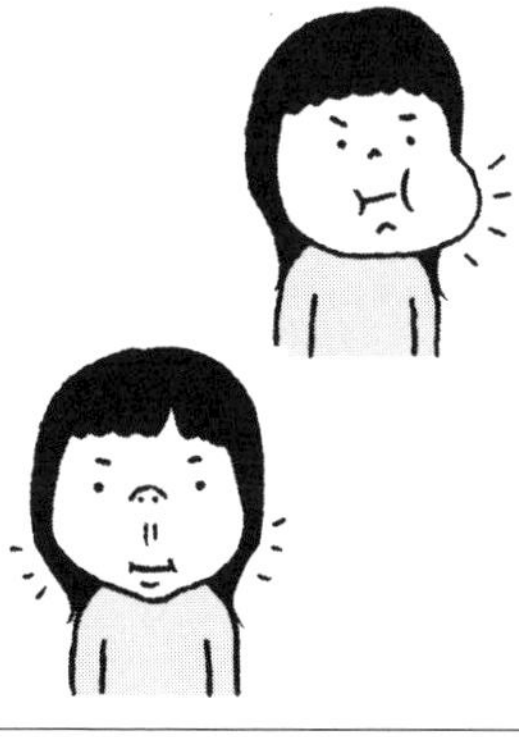

④道具を使った訓練（応用編）。見た目よりハードです。

1 吹き戻し

手を添えず、口唇の力だけで吹き戻しを保持し、鼻で息を吸って口から吹き戻しに息を吹き入れる。吸ったり吐いたりを朝、昼、夕の1日3回、1回につき30回。

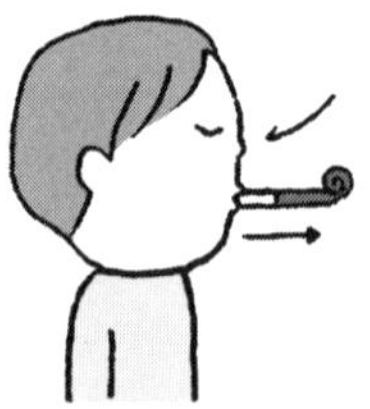

2 風船膨らまし

手を添えず、口唇の力だけで風船を保持し、膨らませたり、空気を抜いて小さくしたりする。2～3回。無理のない範囲で。

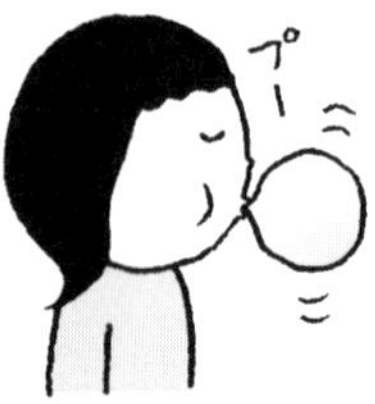

⑤注意事項。

1 顎が痛くなったり、口が開きにくくなったらすぐに中止してください。
2 いびき（睡眠）の専門医と相談しながら。もしくは、1カ月行なっても変化がなかったら、いびき（睡眠）の専門医を受診してください。

子どもだけではできませんので、親子で一緒に楽しくやる習慣をつけるといいでしょう。

本来持っている能力を育てるのは、本当は特別なエクササイズなどをやるのではなく、自然なかたちで身体能力を磨いていくよう赤ちゃんのころから習慣づけてあげることです。

エピローグ
大人が意識を変えなくては！

子どもの睡眠問題は、100％大人の責任です

いまの日本の社会は、睡眠が大切だということを知識としては皆さん理解しているものの、現実とのギャップに悩み、シンプルに「睡眠を優先させる」という価値観を持てなくなっていると思います。

「子どもは早く寝なさい。8時になったら寝なさい」

昔、少なくとも昭和のころまでは、こういう考え方が社会に根づいていました。土曜日の晩だけ、「8時だョ！全員集合」を観てから寝ることを許してもらえましたが、子どもの寝る時間は普段は8時、土曜日だけは特別に9時と、そういうことが暗黙のうちに社会全体で共有されていました。

なぜ子どもが8時や9時に寝ないといけないのかは誰もわかっていませんでしたが、「そうするべきだ」「子どもはそういうものだ」とみんな思っていたわけです。

しかし、いまは大人が敢然と「早く寝なさい」と言えなくなってしまいました。

例えば、子どもの睡眠時間に影響を及ぼしていることのひとつが、「塾通い」です。中学受験のために塾に通っていると、帰宅するのが夜10時くらいというようなこともあります。さらに、塾から出される宿題があります。それをやっていかないと成績が落ちる。睡眠時間を削らざるを得ません。

正論を言えば、**子どもには十分な睡眠が必要**です。小学生が夜の11時過ぎまで起きている生活がよくないことは、間違いありません。

では、子どもに「塾なんか行かなくていい」「勉強よりも睡眠が大事、早く寝なさい」と言えるかというと、なかなか難しい。

なぜなら、社会環境が、睡眠を尊重するような方向に向かっているとは言えないからです。

いまは、成果主義になり、目に見える成果を求める世の中になっています。そういうなかで生き抜いていくには、学力をつけ、いまから成果を積み上げていくことも、ある意味必要なことではあります。

これは現代社会のジレンマです。

「塾に行かせて、無理して遅くまで勉強させるより、その分たっぷり寝かせてあげたほうがいいんじゃないか」

こう考えている親御さんは多いと思います。

でも、現実問題としてその選択ができるかどうか。どうすることが子どもにとって幸せなのか、正しいのか、簡単には言いきれないわけですね。

塾だけの問題ではありません。

子どもを夜9時に寝かせようと思ったら、それまでに食事、入浴などを済ませないといけません。仕事を持ち、忙しく働く共働きの親御さんにとって、これはなかなかたいへんなことです。

お母さんが専業主婦でずっと家にいるなど、3世代家族同居でおばあちゃんやおじいちゃんが子どもの世話をすることができた時代とは、状況が大きく変わっています。

あるいはまた、いまは子どもたちもスマホを携帯し、友だちとつねにつながりつづけています。親に隠れて深夜までふとんのなかでスマホをいじりつづけ、睡眠障害を起こす子どももけっこういます。

このように、**現代の社会環境は、「睡眠は大事」と叫ばれているほどには、睡眠を優先させられるようになってはいない**のです。

睡眠の理想と現実の間には、大きなギャップがある。それが現実です。

「だから、しかたない」というのではなく、**「だからこそ、なにをどうすればいいか」が大事**なのです。

親の意識が変わらなければ、子どもの生活を変えることはできません。

親の生活パターンに、子どもは引きずられます。

睡眠負債がたまっていて、週末はゆっくり朝寝をするのが習慣になっている家庭では、子どももそうなります。

夜型生活の親御さんのもとでは、子どもだけ早く寝かそうとしても無理です。親が朝が遅めだったら、子どももそうなるのです。

子どもの睡眠時間を確保しようとするなら、親も睡眠時間を確保する努力をすべきです。

睡眠を子どもの一生をかたちづくる問題として捉え、いかによい睡眠を得られるようにするかを工夫してあげる。早いうちに習慣づけさせてあげる。そういう考え方を持ってください。

そして、さらに大切なことは睡眠を大切にする社会の仕組みをつくっていく。これは両親や一家族だけでできることではなく、社会の仕組みづくりも含め取り組んでいくことです。


どうすることが本当に子どものためになるのかというジレンマのなかで、睡眠時間が足りなくなりがちだから、せめて睡眠の質をよくしたい、と誰もが考えます。

快適に眠るための環境はもちろん大切です。

しかしそれ以前に、「呼吸を正しくする」ということが意外と見逃されていることに、私は耳鼻咽喉科医としてずっと大きな疑問を抱(いだ)いてきました。そのため、第4章では睡眠と呼吸との関係を強調しました。

子どもの呼吸を口呼吸から鼻呼吸に変えるだけで、深刻な睡眠障害に陥る危険性を減らすことができる、私はそう信じています。

「よい眠りは、鼻呼吸から――」

これを実践することは、眠りの質の向上につながります。

大切なお子さんの将来のために、ぜひ「お口ポカン」をやめさせ、しっかりと鼻呼吸ができるようにしてあげてください。

最後になりましたが、西大和学園 田野瀬太樹理事長、株式会社エアウィーヴ 高岡本州会長兼社長、清水歯科クリニック 清水清恵先生をはじめ、本書の作成にあたりお力添えいただいた方々、そして、スタンフォード大学での睡眠研究に導いてくださった、西野精治先生（スタンフォード大学教授）、佐々木三男先生（元東京慈恵会医科大学教授）、高橋敏治先生（法政大学教授）、塩見利明先生（愛知医科大学名誉教授）、森山寛先生（東京慈恵会医科大学名誉教授）、小島博已先生（東京慈恵会医科大学教授）、八木朝子先生（太田睡眠科学センター）はじめ、多くの恩師の先生方に、あらためて御礼申し上げます。

本書が、睡眠に興味をお持ちのご家庭に、質のよい睡眠と素晴らしい未来をもたらす一助となることを心から願っています。

２０２０年５月

千葉 伸太郎

編集協力　阿部久美子
装丁　一瀬錠二（Art of NOISE）
本文イラスト　坂木浩子（p006-007, p062, p172, p200-202）
図版　桜井勝志

〈著者紹介〉

千葉伸太郎（ちば・しんたろう）

学歴	昭和58年3月	岩手県立盛岡第一高等学校卒
	昭和63年3月	東京慈恵会医科大学卒
職歴	平成元年6月	東京慈恵会医科大学耳鼻咽喉科学教室入局
	平成11年1月	太田総合病院派遣耳鼻咽喉科部長
	平成21年1月	東京慈恵会医科大学耳鼻咽喉科学教室講師
	平成22年3月	スタンフォード大学医学部睡眠＆生体リズム研究所客員講師
	平成25年4月	太田総合病院派遣
		太田総合病院記念研究所太田睡眠科学センター所長
	平成26年12月	東京慈恵会医科大学耳鼻咽喉科学講座准教授
	平成30年10月	東京慈恵会医科大学耳鼻咽喉科学講座客員教授

専門医　日本耳鼻咽喉科学会専門医、日本睡眠学会専門医

役職　日本睡眠学会理事（事務局長）
Sleep Surgery研究会代表世話人

子どもの脳をつくる最高の睡眠
勉強、運動のできる子は、鼻呼吸をしている

2020年6月30日　第1版第1刷発行

著　者　千葉伸太郎
発行者　後藤淳一
発行所　株式会社ＰＨＰ研究所
東京本部 〒135-8137 江東区豊洲5-6-52
第四制作部 ☎03-3520-9614(編集)
普及部 ☎03-3520-9630(販売)
京都本部 〒601-8411 京都市南区西九条北ノ内町11
PHP INTERFACE https://www.php.co.jp/

制作協力
組　版　株式会社PHPエディターズ・グループ
印刷所　株式会社精興社
製本所　東京美術紙工協業組合

 ISBN978-4-569-84690-3

PHPの本

まんがで身につく「伝える力」

池上彰 著　星井博文 シナリオ　anco 作画

200万部ベストセラー、ついにマンガで登場！　一生役立つ「話す力」「書く力」「聞く力」がぐっとくるストーリーで無理なく身につく！

定価　本体一、二〇〇円（税別）

PHPの本

悔しがる力

弟子・藤井聡太の思考法

杉本昌隆 著

高校生棋士としてタイトル戦に挑戦する藤井七段の思考法、集中力の源泉を明かすとともに、50歳を超えて昇級した自身の秘密を公開。

定価 本体一、四〇〇円（税別）

PHPの本

超実践 マーケットイン企画術

7つのテンプレートで「お客様のニーズ」がつかめた

永井孝尚 著

顧客のニーズをつかみ、戦略を立て、検証し、成果を見える化する方法を説く。日本IBMで著者が実践し、実際に成果をあげてきた仕事術。

定価 本体一、五〇〇円（税別）